中医传承·脉学天髓丛书

脉诀乳海

脉诀越辨越明,
法窍一通百通

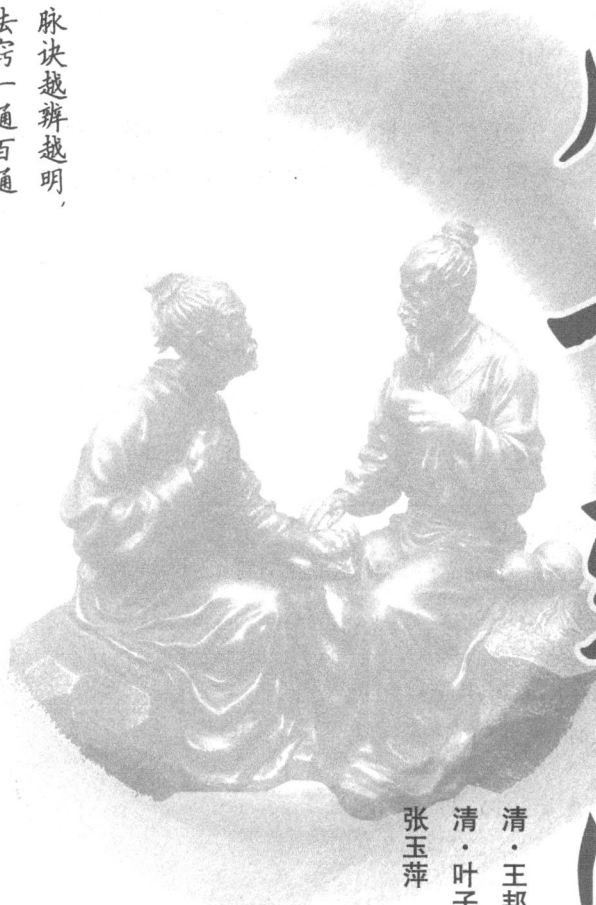

清·王邦傅 撰

清·叶子雨 参订

张玉萍 校注

中国中医药出版社

·北京·

图书在版编目（CIP）数据

脉诀乳海／（清）王邦傅撰.—北京：中国中医药出版社，
2017.4（2025.9 重印）

ISBN 978-7-5132-2747-6

Ⅰ.①脉…　Ⅱ.①王…　Ⅲ.①脉学—中国—清代　Ⅳ.①R241.1

中国版本图书馆 CIP 数据核字（2015）第 208049 号

中国中医药出版社出版

北京经济技术开发区科创十三街 31 号院二区 8 号楼

邮政编码　100176

传真　010-64405721

北京盛通印刷股份有限公司印刷

各地新华书店经销

开本 710×1000　1/16　印张 11　字数 171 千字

2017 年 4 月第 1 版　2025 年 9 月第 3 次印刷

书号　ISBN 978-7-5132-2747-6

定价　29.00 元

网址　www.cptcm.com

服 务 热 线　010-64405510

购 书 热 线　010-89535836

维 权 打 假　010-64405753

微信服务号　zgzyycbs

微商城网址　https://kdt.im/LIdUGr

官方微博　http://e.weibo.com/cptcm

天猫旗舰店网址　https://zgzyycbs.tmall.com

如有印装质量问题请与本社出版部联系（010-64405510）

校注说明

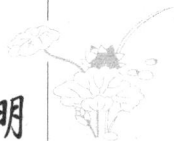

　　《脉诀乳海》，六卷。清·王邦傅撰，叶霖（字子雨，号石林旧隐）参订。成书并刊于清光绪十七年（1891）。

　　全书据《脉赋》《脉诀》逐节疏释，间附己见。取"开言必先之谓乳，含蕴无尽之谓海"之旨，命其书名为《乳海》。《脉诀乳海》还参考历代诸家注释，择善选之，作者论理精详，阐述清晰。1891年刊行后，为金元以后仅见之脉学专著。现存清光绪十七年抄本，见《珍本医书集成》（见2007年《中国中医古籍总目》）。

　　此次整理以上海市医学会图书馆馆藏光绪抄本（简称"清抄本"）为底本。《珍本医书集成》（上海科学技术出版社1985年5月第一版）辑录本为参校本（简称"珍本"）。校勘中，一般对繁体、异体字、古今字、俗字等一律径改为现代标准简化字，明显之错别字一律径改，不出校记。所有校注以出现先后为序，用①、②、③……序号标出，每页重新编号。底本明显误字或有异文处，在校语中加以提示；原文明显错讹、脱漏、衍倒者，据校本出简注。

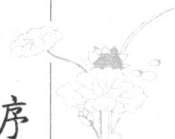

《素问》九卷，为医经之祖。西晋乱后，失其第七一卷，故梁《七录》所载全元起诠注，皆只八卷。唐王冰谓于郭子斋堂，得受先师张公秘本，林亿等讥其以阴阳大论之文纂入。犹周官亡冬官以考工记补之之类，何以言之？夫六淫之邪。以风寒热为三大纲领。考《素问》风论、热论，病情委曲详尽，何以独阙寒论？而热论首言：今夫热病者，皆伤寒之类也。既云类伤寒，则有正伤寒专论可知，惜乎亡于兵火。仲景《伤寒论》序云：撰用《素问》九卷。当时尚未亡失，是伤寒专论，散见于六经篇中。幸高平王叔和编其残帙，使医统正脉，一线不绝，厥功伟矣。又集先贤诊法，著成《脉经》，更以师承心验者，别撰《脉诀》，经高阳生编为歌括，以便记诵，辞俚旨深，朱子跋郭长阳《伤寒补亡论》，深许其高骨取关之义。何戴起宗、李濒湖辈，不求其旨，但鄙其文，多见其不自量也。余凤好方术，服膺此书，思欲诠释以畅其义。庚寅之春，于广陵肆中，得《脉诀乳海》六册。虫啮尘湮，几难卒读，携归案头，如理乱丝，始能成诵。其作者为王君邦傅。王君不知何时人，亦医林中之矫矫者，以河洛之精义，发叔和之奥旨，而于菅卫循行之道，尤深致意焉。论理精详，引证博雅，金元后仅见才也。惟画图立说，似近胶刻，脏腑拘例，未免沿习，言其所当然，未言其所以然也。请试明之。易本乎天地。人与天地参，其阴阳之理一也。乾坤六爻以配十四经脉，婺源江氏河洛精蕴，论之綦详。脏腑定位，西士解剖诸书，言之甚悉，而气化之理阙焉。夫归藏商易，取用乎坤，而以十二辟卦，候一年十二月消息。《礼记》孔子曰：吾欲观殷道，是故之宋而不足征也。吾得坤乾焉，所谓坤乾者，商易归藏也。故《系辞》曰：变通配四时。又曰：刚柔相推变，在其中矣。又曰：往来不穷，谓之通。又曰：寒往则暑来，暑往则寒来，皆此义也，汉儒每常言之。十二辟卦者，即十二月令之卦也。又即乾坤二卦六爻之旁解也。盖乾之六阳，自十一月建子，冬至一阳始生，为地雷复卦，即乾初九爻。十二月建丑，二阳生，为地泽临，即乾九二。正月寅，三阳生，为地天泰，即乾九三。二月卯，四阳生，为雷天大壮，即乾九四。三月辰，五阳生，为泽天夬，即乾九五。至四月建巳，六阳充足，而为乾为天，即乾上九，此一年之乾卦也。至五月建午，夏至一阴生，为天风姤卦，即坤初六爻。六月建未，二阴生，为天山遁，即坤六二。七月建申，三阴生，为天地否，即坤六三。八月酉，四阴生，为风地观，即坤六四。九月戌，五阴生，为山地剥，即坤六五。至十月建亥，六阴纯静，而为坤为地，即坤上六，此一年之坤卦也。夫坤为万物之母，而能生物。然坤本纯阴，必待乾与之交，而得其阳，然后始能生万物也。十二支次序，世人皆以子为首，因坤临十月亥，坤为纯阴之卦，阴极则阳生，故十一月冬至一阳升于地上，为地雷复也。不知造化端倪，实不在子而在午，盖天地交而后万物生，是乾坤交姤之初。即为万物造端之始。然交必阳体充足。而后能交，乾之六阳乃充足于四月之巳，次为午。故乾至五月建午，始与坤交，是则乾足于巳而动于午。巳午皆火，故伏羲乾居正南。乾之外体属火。乾中含蓄阴精属金，故五行家言：庚金长生在巳。所谓长生者，乃指其生之之源而言也。乾之初动于午，每年五月夏至之时，乾上九一，阳已升至天顶极高，不得不转而向下，向下即感动坤阴之气，上升而交。故天地三交，五月建午为第一交，六月未为二交，七月申为三交，所谓坤三索于乾也。乾坤交而谓之索者，以坤本纯阴，必索于乾而后有阳，始能生化也。乾阳入坤而化为气，气升为云为雨，盖十二辟卦，乾位巳火也，坤位亥水也。乾与坤交，则火入水中，而化为气。以水为质，火为性，试以一碗，人张口气呵之则生水，故知气之形属水，而其所以能升腾行动者，则火也。爻辞曰：见群龙无首吉。言气升能为云雨，故喻为龙。而乾与坤三交，则乾上四五之三爻，尽入于坤。而乾上爻巳火之首，早入亥水之中，为育生胚胎之兆，故龙之无首吉也。此天地阴阳化育之义，推之与人亦然。饮入于胃，由胃小肠相接处幽门，幽门之上有一窍，水饮从此窍散布下焦脂膜之中，由脂膜而渗入膀胱，膀胱无上口，故曰渗入也。气血之升降，必由呼吸以循环，吸入天之阳，呼出地之阴。吸入之气，由鼻入肺，历心引心火，从总脉管，循督脉入肾，又从肾系以达下焦胞室，挟膀胱至下口，其吸入天之阳气，合人身心火，蒸动膀胱之水，化而为气，循冲任而上，化津化汗。过膈入肺，还至于口，由呼而出。斯即乾坤相交，三索之义也。明乎此，不独察水火之征兆，阴阳之盛衰，即四时伏气之病机，莫不由此悟入。若夫营卫之理，请再明之。卫者气也，卫护于外者也。营者血也，营运于中者也。但血中有气，气中有血，不可须臾相离。而其本则一，其道有三。如动一也，静一也，所以能使其动静者，又一也。太极无形，而寓三才之理，凡物皆然，不独指动静而言也。谷入于胃，其糟粕由广肠而出魄门，其精液有微丝管，吸至颈会管，过肺入心，化而为赤，此即清者为营也。其血赤由总脉管，循督脉下达胞室，内而脏腑，外而经脉，一日夜五十周，尽八百十丈之脉道，以应呼吸漏下者，此其一也。人之饮食五味杂投，奚能无毒？胃中悍毒之气，合下焦水火蒸腾之气，由上焦气街散入微丝血管。微丝血管者，即经所谓孙络，此浊者为卫也。《灵枢·营卫生会》篇谓卫气出于下焦者，言其生气之原，《五味》篇谓卫者，阳明水谷之悍气，从上焦而出卫于表。阳者，言其出入之道也。奉心化赤之血气，由经脉管之尾，递入孙络，与阳明悍毒之气并，布散通体皮腠之间，充肤热肉，澹渗毫毛者，此其二也。清浊混淆，赤血渐变渐紫，西士见其色紫，知其有毒，名之曰炭气，然不知其毒所从来也。孙络散布遍体，渐并渐粗，而接入回血管之尾，回血管者，即经所谓络脉也。血入回血管，内而脏腑，外而经脉，并脉管交相逆顺而行，外行于经脉者，有阴阳之别，一支沉于分肉之间，一支浮于肌腠之上，即阳络行于皮表，阴络行于皮里，而皆与脉管偕行，亦即营行脉中，卫行脉外之义，此其三也。回血管内外行遍，入总回管至心，递入于肺，呼出悍气，吸入生气，紫者复化为赤。经云：阴阳相贯，如环无端者。此之谓也。诊脉察病，当考诸运血脉管之营卫。外邪袭入，当考诸微丝血管，缠布周身之营卫。夫太阳主表，太阴亦主表者，盖肺为天。天包地之外，而处于上。膀胱为水，水环地之极，而处于下。膀胱主水，水阴也。肺主气，气阳也。故寒伤营，当责诸太阳。热伤卫，当责诸太阴。识此寒热之治，知所适从矣。若口鼻吸受之伏气，当考诸回血管。阳络浮于脉外者，可刺之以泄其气。阴络沉于脉内者，宜急攻之以杀其毒。观近世痧毒必刺委中诸穴，其血色微紫病轻，深紫或黑病重，故当急刺以出其血，否则毒由总回管入心，不可施救，此其证也。虽然，其道有三，而气血则一，斯乃阴阳至理。三才指归，乾坤三索，化生万类，不外乎此。然《卫气》篇曰：亭亭淳淳乎孰能穷之？足征阴阳之变，虽圣贤亦莫测其机。即其不变者观之，又岂可缘木以求鱼，故谓画图拘例者泥矣。如浮为表脉，而里虚者无不兼浮。沉为里脉。而表寒重者，阳气不能外达，每多沉紧。迟为阴寒，若热邪壅结，隧道不利，脉反呈迟。数为阳热，若脉来浮数，大而无力，按之豁然而空，此阴盛于下，逼阳于上，虚阳浮露之戴阳证也。脉数盛大，按之涩，而外有热证者，此名中寒，乃寒凝血脉，外证热而脉即数也。是表可主里，里可主表，寒可察热，热可察寒，阴阳变化之机。活法存乎一心，似可不拘拘于成见矣。然不以规矩，不能使人巧，若舍绳墨，又从何处化裁运用乎？则《脉诀》一书，尤当深思而索玩者也，故乐为之序。

光绪辛卯初秋

石林旧隐叶霖子雨氏书于研医读易之斋

目录

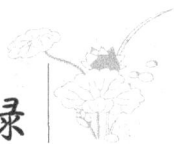

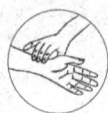

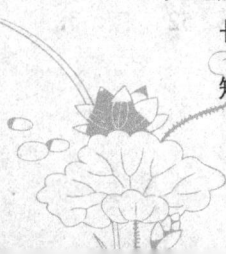

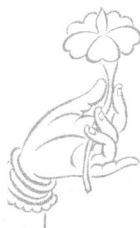

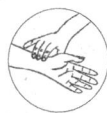

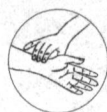

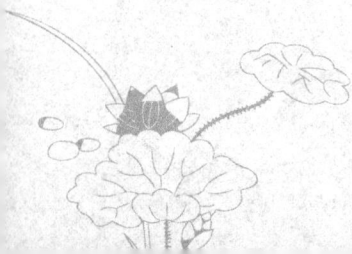

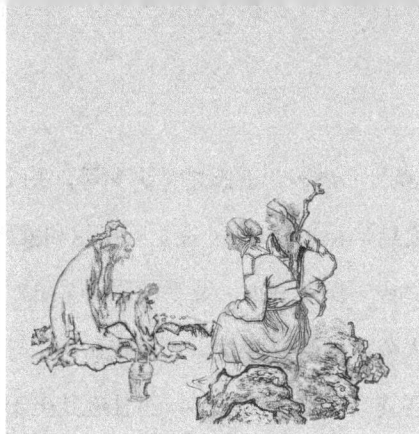

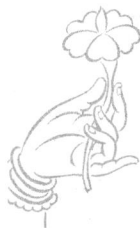

脉诀辨惑论

脉诀之来旧矣,今复有议其非者,何也?以其言浅而意深也。惟其言浅,故厌常喜新之徒,乃以诀为不足法,反出言以诋毁之;惟其意深,故冒昧鲜识之徒,随众附和,望洋而退避之。是以王氏之说终不明,而为脉诀之一大厄也。余幼自孩提,即闻先大人尝诵此诀,长而二十有四,惟儒业是亲。先大人见余羸弱而多疾也,因命余改儒而就医,意盖欲其自利而利人也。及执经之日,戒之曰:医诚不易,惟脉尤难。他如崔紫虚、滑伯仁、李濒湖,及诸家之撰,虽各有可观,终为及肩之墙耳。岂若叔和《脉诀》,中边皆甜,诚医门之乳海也。但以诸家注释,各有短长,有失作者之旨,致使后学永堕疑山。汝当学时,只宜参究本文,勿拘旧释,倘从自己胸中体帖出来,方与古人相晤对也。余因谨遵严命,即自手录《脉诀》本文一卷,删其注释,熟读而详玩之。即于虚字剩句,亦必细心理会,不敢轻放。于意所已明者,则中心藏之。于意所未明者,然后检阅诸家注释,其诠之善者则选之,其不善者则姑置之。而复参究本文,其中有以数日而得其旨者,有以数月而得其旨者,有以数年而后得其旨者。噫,夫《脉诀》之理,渊微如此,毋怪乎冒昧浅识之徒,不得其门而入也。而说者有曰:王氏但有《脉经》,而无《脉诀》,《诀》乃高阳生谬言也。而余曰非

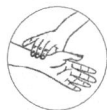

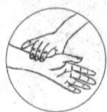

也，《经》固王氏之《经》，《诀》亦王氏之《诀》耳。夫《经》者，叔和集诸家之说，以成一书，有缵绪①祖述之功。《诀》则出叔和素所征验者，而成一书，有得心应手之妙，要之皆王氏之书也。及乎《脉诀》出，而天下古今，脍炙人口，言言皆妙，字字入微。虽白叟黄童，咸知有此，几与日月争光矣。如果出于高阳生者，何不自署其书曰高阳氏之书，而甘逊其美于王氏也？夫所谓高阳生之谬言，实无考据，好事者为之耳。即借有所谓高阳生者，亦不过取叔和之心法，而复歌咏之，以便世之流通云尔。只如《素问》《灵枢》，固轩岐之书也。然不尽轩岐之文，何以知之？试观《尚书》诸篇，语多简炼，况轩岐又在唐虞之上，则其文之朴略可知。其所以得如是之纯粹华美者，乃汉儒取其文而润泽之，始可通乎流俗，岂亦将曰《内经》为汉儒之伪造，而非轩岐之书可乎？或又难曰：子既取法轩岐，则必以《内经》为准矣。其《内经·脉要精微论》有曰：尺内两傍，则季胁也。尺外以候肾，尺里以候腹中附上，左外以候肝，内以候膈，右外以候胃，内以候脾，上附上，右外以候肺，内以候胸中，左外以候心，内以候膻中，前以候前，后以候后。上竟上者，胸喉中事也。下竟下者，少腹腰股膝胫足中事也。《经》言如此，夫经之所谓尺者，即今之所为尺部也。经之所谓中附上者，即经之所为关部也。经之所谓上附上者，即今之所为寸部也。惟其寸居上，故以之候心与肺，惟其尺居下，故以之候肾与腹。今子而遵《脉诀》之法，是心与小肠同候左寸，肺与大肠同候右寸。夫心肺在上，其于寸部候之宜矣。至于小肠大肠，居于至下，而欲候于至高之上，其与经旨不大相背谬乎？余曰：然。据子所言，脉必本诸《内经》，其诊法当以《脉要精微论》为准。是凡在上者，必候于寸，凡在下者，必候于尺矣。独不观《脉要精微论》中又曰：诊得心脉而急，此为何病？病形何如？岐伯曰：病名心疝，少腹当有形也。帝曰：何以言之？岐伯曰：心为牝脏，小肠为之使。由此观之，即一篇之中，尚不拘于上下之区字，况《平人气象论》有曰：寸口脉中手长者，足胫痛。又曰：寸口脉沉而弱者，疝瘕小腹痛。其《灵枢·始终》篇以人迎一盛二

---

① 缵（zuǎn）绪：继承世业。

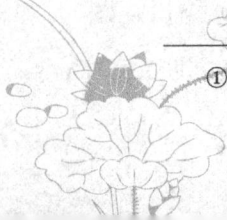

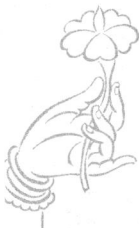

盛三盛，候手足六阳，以脉口一盛二盛三盛，候手足六阴，然亦未尝拘于上下左右也。若必执一而论，则轩岐之书，岂自相背谬乎哉？然子之为是言者，乃惑于戴起宗之邪说，而吠影吠声之徒，相率而倡和之。以为《脉诀》不足法，实叔和之罪人也。如果不足以为法，则从上诸大名医，每著书立说，多引其诀以为证。故王海藏著《此事难知》，其首即曰：医之可法者有十，而《脉诀》居其一焉。夫海藏岂无所见而云然哉？大抵学医而不熟玩王氏《脉诀》，纵博采诸书，终非正统。故先大人谆谆告戒，命之曰"乳海"。夫乳者，言其开食必先；海者，言其含蕴无尽也。余故不惜管窥，逐节疏释，俾古圣先贤之学，昭著详明，而后之君子，勿蔽邪说，仍命其书曰《乳海》云。

脉　赋

欲测疾兮死生，须详脉兮有灵。

今之为医者，每断人之死，而亦未尝死。断人之生，而亦未尝生者，何也。特未于其脉细心详究之耳。如果细心详究，则死生之期，尚可断之以年月日时，脉又何尝无灵哉！

左辨心肝之理，右察脾肺之情，此为寸关所主。

谓候心脉，当于左寸。候肝脉，当于左关。候肺脉，当于右寸。候脾脉，当于右关也。

肾即两尺分并。

五脏俱一，而肾独有二，为牝脏也。居于下焦，故分候两尺，虽有水火之别，然总之皆肾，虽分而实并也。

三部五脏易识，七诊九候难明。

此承上文左右手寸关尺三部之中，而候心肝脾肺肾之五脏，此人所易晓也。至于七诊九候，欲求其明之者，则亦难矣。试以三部五脏，七诊九候言之。古之所谓三部五脏，七诊九候，非今之所谓三部五脏，七诊九候也。按《内

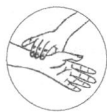

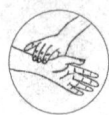

经·三部九候》篇云：天地之至数，始于一，终于九焉。一者天，二者地，三者人。三而三之，三三者九，以应九野。故人有三部，部有三候，以决死生，以处百病，以调虚实，而除邪疾。帝曰：何为三部？岐伯曰：有下部，有中部，有上部，各有三候。三候者，有天有地有人也。必指而导之，乃以为真。上部天，两额之动脉。上部地，两颊之动脉。上部人，耳前之动脉。中部天，手太阴也。中部地，手阳明也。中部人，手少阴也。下部天，足厥阴也。下部地，足少阴也。下部人，足太阴也。故下部之天以候肝，地以候肾，人以候脾胃之气。帝曰：中部之候奈何？岐伯曰：亦有天，亦有地，亦有人。天以候肺，地以候胸中之气，人以候心。帝曰：上部以何候之？岐伯曰：亦有天，亦有地，亦有人。天以候头角之气，地以候口齿之气，人以候耳目之气。三部者，各有天，各有地，各有人。三而成天，三而成地，三而成人。三而三之，合则为九。九分为九野，九野为九藏。故神藏五，形藏四，合为九藏。五脏已败，其色必夭，夭必死矣。帝又曰：何以知病之所在？岐伯曰：察九候独小者病，独大者病，独疾者病，独迟者病，独热者病，独寒者病，独陷下者病。岐伯又曰：形肉已脱，九候虽调犹死，七诊虽见，九候皆从者不死，所言不死者，风气之病，及经月之病，似七诊之病而非也，故言不死。若有七诊之病，其脉候亦败者死矣。必发哕噫。经言如此，是于九候之中，而复有七诊之法也。今之所谓三部，非古之头手足之三部，乃寸关尺之三部也。今之所谓七诊，非古之所谓独大独小，独疾独迟，独热独寒，独陷下之七诊也。乃一定其心，存其神，二忌外意，无思虑，三均呼吸，定其气，四轻指于皮肤之间，探其腑脉，五微重于肌肉之间，取其胃气，六沉指于骨上，取其脏脉，七察病人脉之息，数往来，是为七诊之法也。今之所谓九候，非古之所谓头候天地人，手候天地人，足候天地人之九候也。乃寸取浮中沉，关取浮中沉，尺取浮中沉之九候也。要之古人诊脉，不专于手之寸关尺部，凡头面手足之动脉，悉皆诊之。然不得尊今而废古，亦不得非古而是今。合古今之法而用之，斯过半矣。

昼夜循环，营卫须有定数。

今之为医者，动言营卫。及问其营卫之所以行，则又茫然。如是而欲识病

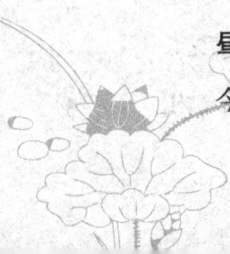

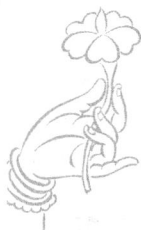

之表里阴阳，盖亦难矣。夫营者，血也，阴也；卫者，气也，阳也。此人所共晓者也。惟营行脉中，卫行脉外，一日一夜，各五十周于身。世人每昧于卫行脉外之旨，谓卫气随营气而行于外，不知营自行营之道，卫自行卫之道，卫实不随营气而行也。试先以营气之行言之，《内经·营气》篇黄帝曰：营气之道，内谷为宝，谷入于胃乃传之肺，流溢于中，布散于外，精专者行于经隧，常营无已，终而复始，是谓天地之纪。故气从太阴出，注手阳明，上行注足阳明，下行至跗上，出大指间，与太阴合，上行抵髀，从髀注心中，循手少阴，出腋下臂，注小指，合手太阳，上行乘腋，出颊内，注目内眦，上巅下项，合足太阳，循脊下尻，下行注小指之端。循足心，注足少阴，上行注肾，从肾注心，外散于胸中，循心主脉，出腋下臂，出两筋之间，入掌中，出中指之端，还注小指次指之端，合手少阳上行至膻中，散于三焦，从三焦注胆出胁，注足少阳，下行至跗上，复从跗注大指间。合足厥阴上行至肝，从肝上注肺，上循喉咙，入颃颡之窍，究于畜门。其支别者，上额循巅，下项中，循脊入骶，是督脉也。络阴器，上过毛中，入脐中，上循腹里，入缺盆，下注肺中，复出太阴，此营气之所行也，逆顺之常也。至于卫气之行则不然，卫出下焦，亦昼夜五十周于身，但于昼则行阳二十五，于夜则行阴二十五，自日出而阳隆之时，曰加房宿。盖卯时也，漏水下一刻；从足手太阳行起，水下二刻；行足手少阳，水下三刻；行足手阳明，水下四刻；行于阴分，水下五刻；复行足手太阳，水下六刻；复行足手少阳，水下七刻；复行足手阳明，水下八刻；则又复入阴分，如此周而复始，至漏水下五十刻。人气行于阳二十五周，日入而阴隆之时，曰加毕宿。盖酉时也，方行入阴分，初从足少阴行起，次手少阴，次手太阴，次足厥阴，次足太阴，又复行足少阴，又复行手少阴，又复行手太阴，又复行足厥阴，又复行足太阴。如此周而复始，至漏水下百刻，行阴亦二十五周，并昼行阳二十五周，亦共五十周于身，此卫气之所以行也。至于卫气之合岁月日时，星宿度分，漏水刻数，细观《卫气行》篇，伯高之语，自可见矣。奈后世之人，注图立说，每以卫气随营气而行者，是昧于营在脉中，卫在脉外之旨耳。不知经文所云卫在脉外者，非随营气而行于外也，乃昼行阳二十五周，夜

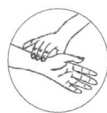

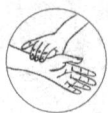

行阴二十五周之谓也。或难曰：经文中有《营气》篇，是营中亦有气矣。而子独谓卫不入经隧之中，岂营中独无气欤？余曰非也。经云：清者为营，浊者为卫。夫卫犹风也，营犹水也。营血行于经隧之中，固赖气以行之，亦水由地中行也。夫江淮河汉之水，固赖风以行，而风岂专随江淮河汉而行哉？且卫气之不随营气而行，马元台已详言之矣。但于《卫气行》篇，漏水下四刻八刻，以及二十四刻，入于阴分之句，误释以为入足少阴，俱引《邪客》篇云：常以足少阴之分间，行于五脏六腑。不知经文所谓足少阴分者，特于其地分一过之耳，非实行足少阴经也。若谓实行足少阴经，则昼已随六腑而行于阳，夜又随五脏而行于阴，是一昼夜间，他脏俱一行，而肾得再行矣。要之昼之所入，时于其阴分过之。夜之所入，实于其阴经行之。而《邪客》篇谓常从足少阴之分间，行于五脏六腑者，正以卫出下焦，下焦乃肾之地分耳。然《卫气行》篇所云：水下四刻，水下八刻，水下十二刻，水下十六刻，水下二十刻，水下二十四刻，皆曰人气在阴分，不必专指肾经言也。惟夜行于阴二十五周，始可直指肾经言耳。然是说也，《内经》诸篇已详言之，而后之学者，终不能了了于心目者，其故有三焉。一则秦越人著《难经》，谓营气之行，常与卫相随，大违经旨而立图说。二则《卫气行》篇中，漏水下百刻，加于人气之五十周，又人气之五十周，加于日行之四十八舍，又日行之四十八舍，加于二十八宿，又二十八宿加于十二辰，以多加少，度数龃龉，非司天台难以悉其奇分。三则又以卫气之行不等，夜行于阴也，固在乎阴。而昼行于阳也，则又过乎阴。有此数端，是以营卫之说，千百年来，终然隐晦。余因三思，惟欲畅明其旨，乃立三说：其一曰营气行图，专以营气之行，从中焦起自寅时，注于手太阴肺，次第行于脏腑，循环无已，一日一夜，五十周于身；其次曰冲气行图，如环相似，自水下一刻至五十刻，行阳二十五周，自五十一刻至百刻，行阴二十五周，既不妨于夜行，又不妨于昼过；其三则曰卫气配周天图，以子午为经，卯酉为纬，以人气之五十周，配日行之舍，与十二辰，二十八宿度数。如是者三，庶乎千载以下，览其图，思其义，传后之学人，不致有望洋之叹耳。但营卫之行，复有说焉。先贤皆以自寅时起于手太阴肺，遂以卯时注于手阳明大肠。以十二辰次

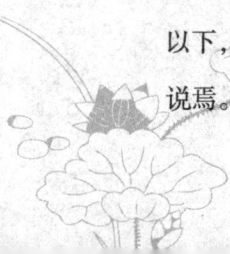

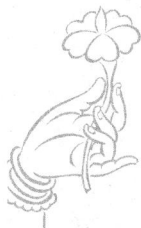

第配十二脏腑，如是周而复始。若然，是一昼夜间，止得一周于身，又安所谓五十周于身也？况各脏腑经络有长短不同，只如手太阴肺经，自中府穴起，至少商穴，相去不远。足太阳膀胱经，自目内眦起以至至阴穴，相去甚遥。若刻定一时行一经，则脉之行也，岂因某经之长短，而故缓急之欤？愚曰：皆不然也。所谓营卫者，乃无形之阴阳，非有形之血气也。若云有形之血气，只如有人刖①一手，或刖一足。血气行至所刖之处，不能过乎他经，必断绝而死。然亦未尝见其死者，则知非有形之血气明矣。不观《内经》有《卫气行》篇，复有《营气》篇。二者皆用"气"字，故知其为无形之阴阳也。夫既为无形之阴阳，则不必复拘脉行之尺寸与经络之短长，而又何妨以一时配一脏腑也。但以一时主一脏腑则可，以一时行一经络则不可。

按营出中焦，自寅时起于手太阴肺，次第注于十二经隧之中，周而复始，一日一夜，如是五十周于身，漏水下百刻。后图以圈内为里为脏，圈外为表为腑，于一周之中，三回入里，三回达表，所谓一日一夜，五十营是也。至于卫气，亦一日一夜五十周于身，但不随营气而行，别有行法，亦具其图于后。

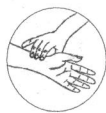

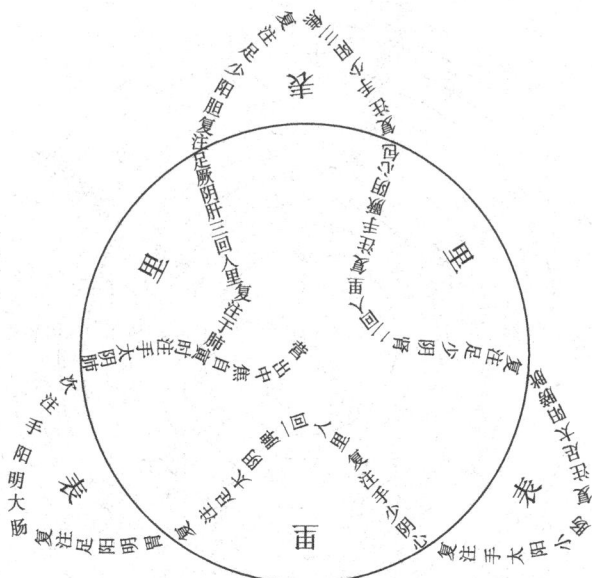

营行表里图

---

① 刖：古代的一种酷刑，把脚砍掉。

阳

足阳明手足阴阳过于分

阴

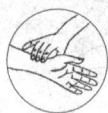

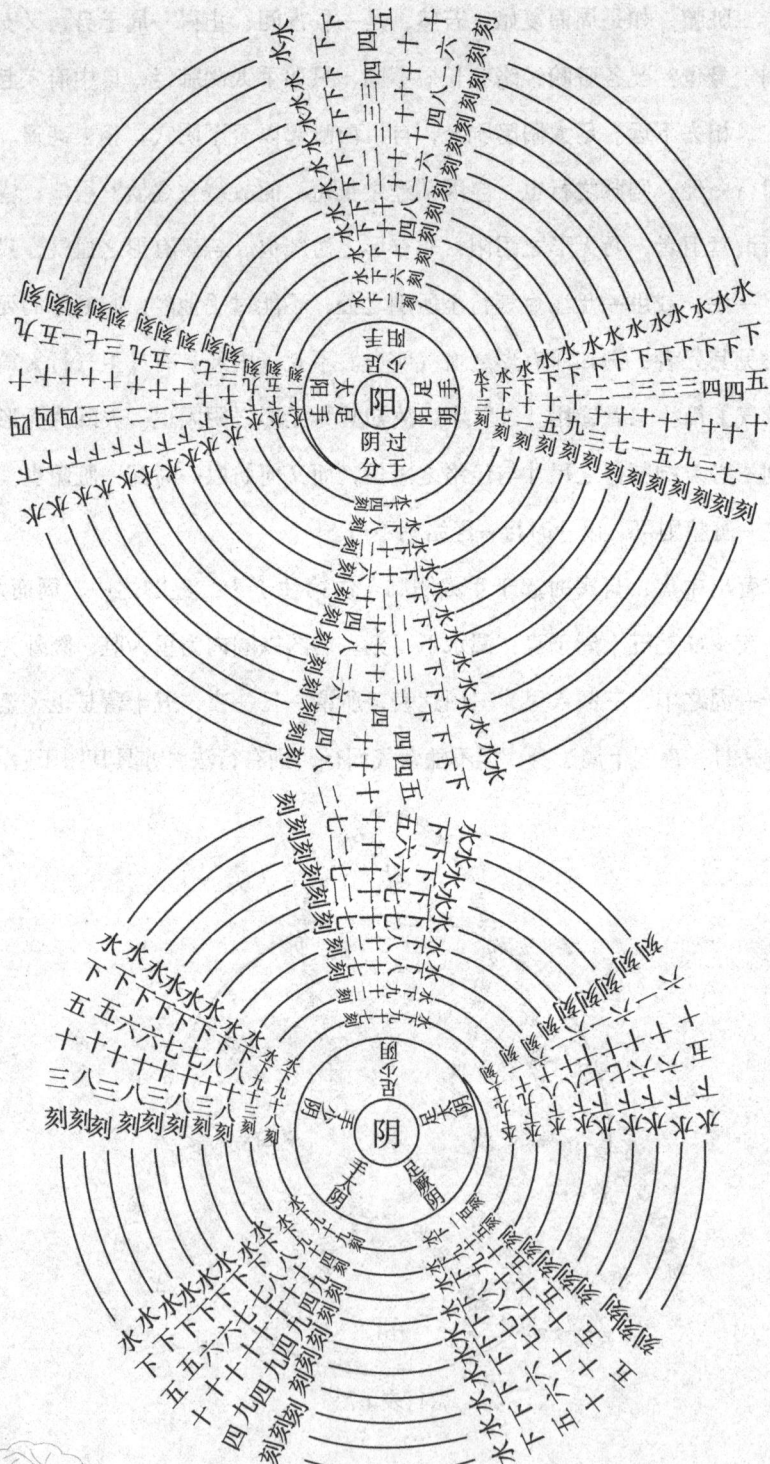

卫气行合漏水刻数图

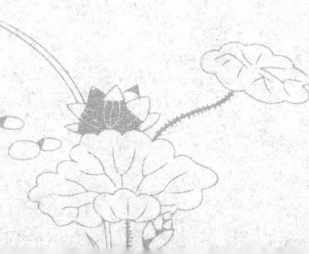

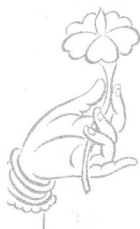

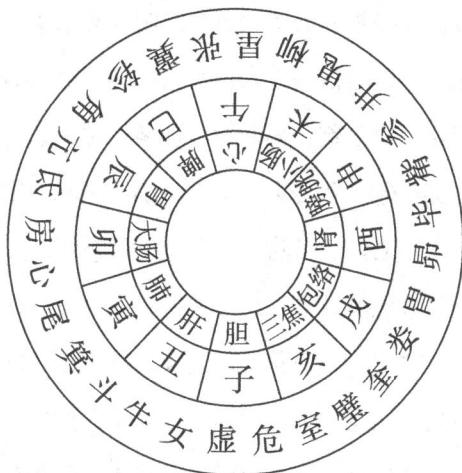

营卫周天度数图

男女长幼，大小各有殊形。

男女长幼，不必言，大小者，言人之肥瘦也。《十九难》云：脉有顺逆，男女有恒而反者，何谓也？然，男子生于寅，寅为木，阳也。女子生于申，申为金，阴也。故男脉在关上，女脉在关下。是以男子尺脉恒弱，女子尺脉恒盛，是其常也。反者男得女脉，女得男脉也，其为病何如？然，男得女脉为不足，病在内，左得之病在左，右得之病在右，随脉言之也。女得男脉为太过，病在四肢，左得之病在左，右得之病在右，随脉言之，此之谓也。《脉经》曰：凡诊脉，当视其人长短大小，及性气缓急，脉之迟速，大小长短，皆如其人形性者吉，反之者则为逆也。脉三部，大都欲等。至如小人妇人细脉小软，小儿四五岁脉，呼吸八至细数者吉。《千金翼》云：人大而脉细，人细而脉大，人乐而脉实，人苦而脉虚，性急而脉缓，性缓而脉急，人壮而脉细，人羸而脉大，此皆为逆，逆则难治，反此为顺，顺则易治。凡妇人脉常欲濡弱于丈夫。小儿四五岁者，脉自快疾，呼吸八至也。男左大为顺，女右大为顺。肥人脉沉，瘦人脉浮，《千金翼》之言如此。然亦不可执一而论也。予尝读《难经》："至男得女脉为不及，女得男脉为太过"之句，窃有疑焉，何也？夫所谓男得女脉为不及者，谓男子尺脉反盛，此为水不胜火，其为不及也宜矣。至于女得男脉为太过，谓女子尺脉反弱也。尺脉弱而言太过，于理有未合，不知先贤所谓男得女脉为不

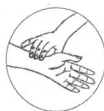

及者，乃真阴不足也。女得男脉为太过者，乃阳邪有余也。若以尺弱之故，但用补阴之剂，则失之矣。余尝治一妇人，关前数大，关后微弱，内热心烦，头齿肩膊尝疼。诸医皆用补阴之剂，如四物、沙参、鳖甲、青蒿、银柴之类，百剂罔效。后余因思"女得男脉为太过"之句，为撰一方，用薄荷、防风、山栀，以抑其阳；生地、丹皮、当归、芍药、甘草，以扶其阴。数剂辄效，始信古人之言不诬也。若男子尺寸俱盛，女子尺寸俱弱，又不可一例论也。愚按《千金翼》之言，未可尽信。如云人细而脉大，人苦而脉虚，性缓而脉急，人羸而脉大，以之为逆，则似之矣。至于人大而脉细，人乐而脉实，性急而脉缓，人壮而脉细，皆以为逆，则亦未必然矣。余尝诊一贵人，形貌魁伟，其脉如绝，有小恙，其脉反大，岂可以形大脉细，而即为逆欤！至于快乐之人，颐养得宜，脉实有力，不必尽皆为虚也。又如性急之人，其脉和缓，当是寿征。人壮脉细，因所禀既清，肌肉丰厚，自脉道微小，《千金翼》拘于对待之法，以文害义，是以未可尽信也。

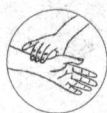

复有节气不同，须知春夏秋冬。

详见下文。

建寅卯月兮木旺，肝脉弦长以相从。

谓正月建寅，二月建卯也。值此木旺之时，其脉当弦。《十五难》曰：春脉弦者，肝，东方木也。万物始生，未有枝叶，故其脉之来，濡弱而长，故曰：弦。又曰：如有变奈何？然，春脉弦，反者为病。何谓反？然，其气来实强，是谓太过，病在外。气来虚微，是谓不及病在内，气厌厌聂聂，如循榆叶曰平。益实而滑，如循长竿，曰病急而劲。益强如张弓弦曰死。故又曰：春脉微弦曰平，弦多胃气少曰病。但弦无胃曰死，春以胃气为本。

当其巳午，心火而洪。

谓四月建巳，五月建午也。值此火旺之时，其脉当洪，即《经》所云：钩者是也。《十五难》曰：夏脉钩者，心南方火也。万物之所茂，垂枝布叶，皆下曲如钩，故其脉之来疾去迟，故曰钩。又曰：夏脉钩，反者为病。何谓反？然，气来实强，是谓太过，病在外，气来虚微，是谓不及，病在内。脉来累累如环，

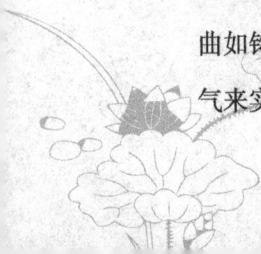

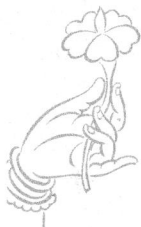

如循琅玕^①曰平。来而益数，如鸡举足者，曰病。前曲后倨^②，如操带钩曰死。故又曰：夏脉微钩曰平，钩多胃气少曰病，但钩无胃气曰死，夏以胃气为本。

脾属四季，迟缓为宗。

谓三月建辰，六月建未，九月建戌，十二月建丑。如是辰戌丑未之月，谓之季月。土旺四季，寄旺于春夏秋冬之初。土旺用事，各旺十八日，共成七十二日，其脉当缓，以土之性迟缓故也。《十五难》曰：脾者中州也，其平和不可得见，衰乃见耳。来如雀之啄，如水之下漏，是脾衰之见也。

申酉是金为肺，微浮短涩宜迟。

谓七月建申，八月建酉也。值此之时，太阴用事，其脉当微浮短涩，即《经》所云毛者是也。《十五难》曰：秋脉毛者，肺，西方金也。万物之所终，草木华叶，皆秋而落，其枝独在，若毫毛也。故其脉之来，轻虚以浮，故曰"毛"。又曰：秋脉毛，反者为病，何谓反？然，其气来实强，是谓太过，病在外。气来虚微，是谓不及，病在内。其脉来蔼蔼如车盖，按之益大曰平。不上不下，如循鸡羽曰病。按之萧索，如风吹毛曰死。故又曰：秋脉微毛曰平，毛多骨气少曰病，但毛无骨气曰死。秋以胃气为本。

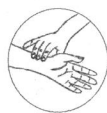

按刘守真曰：涩物湿则滑泽，干则涩滞，燥湿相反故也。如遍身中外涩滞，皆属燥金之化，故秋脉涩，涩涩也。

月临亥子，是乃肾家之旺。得其沉细，各为平脉之容。

谓十月建亥，十一月建子也。值此水旺之时，其脉宜沉而细，即经所谓石者是也。《十五难》曰：冬脉实者，肾，北方水也，万物之所藏也。极冬之时，水凝如石，故其脉之来，沉濡而滑曰石。又曰：冬脉石，反者为病。何谓反？然，气来实强，是谓太过，病在外。气来虚微，是谓不及，病在内。脉来上大下锐濡滑，如雀之啄曰平。啄啄连属，其中微曲曰病。来如解索，去如弹石曰死。故又曰：冬脉微石曰平，石多胃气少曰病，但石无胃气曰死。冬以胃气为本。

---

① 琅玕（gān）：像玉珠的美石，此喻柔滑的脉象。

② 倨：直而折曲。

既平脉之不衰，反见鬼兮命危。

此言春弦夏洪，秋毛冬石，不失其常，是为平脉，是元气之不衰也。忽见鬼克之邪脉来侵，其命当危而败矣。何谓鬼克之邪也？克我者是也。如春日浮短涩脉，夏见沉细脉，四季见弦长脉，秋见洪大脉，冬见迟缓脉，皆鬼克之邪也，假令四季之中，虽见贼邪之脉来侵，然春犹带弦，夏犹带洪，秋犹带毛，冬犹带石，尚有可生之理。倘本季之脉，全然不见，但见鬼克之脉，则其命也危矣。

子扶母兮瘥速。

我所生者为子。子扶母者，如春得洪大脉，夏得迟缓脉，季夏得浮涩脉，秋得沉细脉，冬得弦长脉。又如心脉见缓大，肝脉见洪散，脾脉见浮涩，肺脉见沉滑，肾脉见弦长，亦是子来扶母。乃从前来者谓之实邪。其病易已，故曰瘥速。

母抑子兮退迟。

生我者为母。所谓母抑子者，如春得沉细脉，夏得弦长脉，季夏得洪大脉，秋得迟缓脉，冬得浮涩脉。又如心脉见弦，肝脉见沉，脾脉见洪，肺脉见缓，肾脉见浮涩。又如肾病传肝，肝病传心，心病传脾，脾病传肺，肺病传肾之类，是皆母来抑子。乃从后来者，谓之虚邪。病虽不死，必稽延而难愈也。

《此事难知》云：脉，地也。色，天也。地生天则顺，天生地则逆。假令得弦脉而面赤色，地生天也，地生天则顺也，子扶母兮瘥速也。假令得弦脉，而面黑色，天生地也，天生地则逆也，母抑子兮退迟也。

得妻不同一治，生死仍须各推。

我克者为妻，如春见缓脉，夏见浮涩，长夏得沉细，秋见弦长。又如肝脉见迟缓，心脉见浮涩，脾脉见沉滑，肺脉见弦长，肾脉见洪大，是皆谓之微邪，不足畏。然又有反以微邪为可畏者，则生死仍须各推可也。详见下文。

假令春得肺脉为鬼邪，得心脉乃是肝儿，肾为其母，脾则为妻。

此作赋者，恐人不知鬼邪，实邪，虚邪，微邪，故举春以为例。然已详见上文，不必复赘。

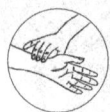

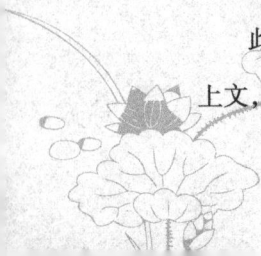

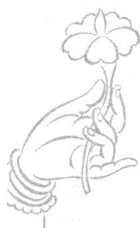

《脉经》云：脉从前来者为实邪，从后来者为虚邪，从所不胜来者为贼邪，从所胜来者为微邪。

春得脾而莫疗，冬见心而不治，夏得肺以难瘥，秋得肝亦何疑。

此复发明得妻不同一治，生死仍须各推之理。凡我克者为妻，乃微邪也。假令春脉弦而缓，冬脉沉而洪，夏脉洪而涩，秋脉涩而弦，虽见妻脉来乘，是为微邪，不足畏。如春脉但见迟缓，而不见其带弦，是为土旺生金，反来克木。冬脉但见其洪大，而不见其带沉，是为火旺生土，而反来克水。夏脉但见其涩，而不见其带洪，是为金旺生水，而反来克火。秋脉但见其弦长，而不见其带涩，是为木旺生火，而反来克金。如此之脉，不得谓之小逆，反以微邪为可畏也。譬如人家，其夫良善，其妻不能，难能相夫以成家。而夫纲犹整，是为美疢[1]，不足畏也。倘若其夫懦弱，其妻强悍，事无大小，操窃其权，虽有夫君，视同奴隶，流渐日久，弑逆之祸，其不免矣。岂非反以微邪为可畏欤？故曰：得妻不同一治，生死仍须各推。复有一说，谓春夏秋冬四季之时，倘得妻脉，其生死判断有不同者。试观四句赋中，惟夏得肺以难瘥一句，为一定之辞，其余三句，俱属两可。况别有诀云：春中诊得四季脉不治，多应病自除，则知春夏秋冬。四季之中，倘得妻脉，其生死仍须各推，不可一例而论也。假令春得脾脉，春属木，脾属土，木非土不生。况木得湿土之滋，反能长养，故云莫疗而病自愈也。又令冬见心脉，冬为寒冰，心为君火。如严寒之时，得太阳一照，使流水不冰，纵有微邪，亦无大害，故不必治也。惟夏得肺脉，夏为赤帝司辰，万物赖以长化。倘见肺脉，肺为阴金，其气肃杀，故杀菽陨霜，春秋所警，是以夏得肺以难瘥也。至于秋得肝脉，肝为青阳，主东方之生气，秋得肝脉，是当摇落之时而得生长之气，如阳明司天之岁五之气，厥阴风木客气加临，春令反行，草乃生荣，民气和之谓也，又何疑其为害也哉！

此乃论四时休旺之理，明五行生克之义。

此总结上文之脉，反四时者，由五行有相克之义存焉耳。

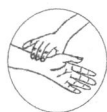

---

[1] 疢（chèn）：热病，亦泛指病。

举一隅而为例，则三隅而可知。

如前偶举一春以为例，则夏秋冬季可以类推矣。

按平弦而若紧。

此节言脉有相似者，当详明分别之，不可混淆也。平字非弦脉之平，当与下文欲识之识字相对。南方诊脉谓之看脉，北方诊脉谓之平脉。如《脉经》平脉早晏，平脉虚实之类，故曰按平弦而若紧。弦者，不散也，端直而长，状若筝弦。曰弦紧者，不缓也，脉来劲急，按之长，举之若牵绳转索之状。弦属少阳，为疟为饮，为寒热，为气血收敛。紧属太阳，为寒为痛，在人迎为伤寒，在气口为伤食。不可以其同一长而直，而不分其孰为弦，孰为紧也。

欲识涩而似微。

涩不滑也，叁伍不调，如雨沾沙，又如轻刀刮竹曰涩。涩为气多血少，为伤精，为痰阻气机，为中雾露，微者不显也。脉来极细而软，若有若无曰微，为气血俱虚，为败血不止，面色无光。然涩者，言脉道之蹇①涩，而不流利也。微者，言脉道之微细，而不充满也。二者皆难定息数，诊之者须辨其孰为涩，孰为微。

浮芤其状相反。

浮者，不沉也。按之不足，举之有余曰浮。有力为风，无力为虚。芤则初无定体，芤，草名，其叶似葱，以脉轻手则浮而大，重则中空，故藉以命名也。即先贤论芤脉，亦有不同。如本诀中指法，则曰两头即有，中间全无，或又谓四畔有，中间无，而《脉经》则又曰芤脉，其象两边似有，中间全无。仲景《伤寒论》曰：脉弦而大，弦则为减，大则为芤，减则为寒，芤则为虚，虚寒相搏，此名为革。男子亡血失精，女子半产漏下。古人谓芤脉之不同如此。或云两头有，中间无，或曰四畔有，中间无，或曰两边有，中间无。余尝按此三法，诊人之脉，皆断之为失血，并无差忒。因思芤脉轻手则浮，重则中空，虽有上下左右四畔之不同，要之皆因血去故也。但据仲景之言观之，脉弦则为减，大

---

① 蹇：迟钝，不顺利。

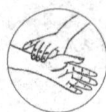

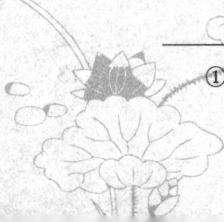

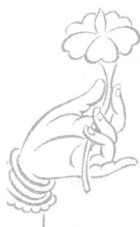

则为芤，是轻手取之，则觉其弦大，及乎重手则减而为芤，与剖竹相似，非两边有，中间无乎。至本诀中指法主病则曰：两头即有，中间全无，主淋沥气入小肠，与仲景之主病不合。大抵从仲景之指法，其病为虚为寒，从《脉诀》之指法，其病为阳为热，不得张凿而李枘[①]也。不独芤脉为然，凡读古人书，不可胶柱鼓瑟。况脉之理，至精至微，脉不自立其名，因古人之指法而立名。假令某古人之指法如此，故其主病如此。某古人之指法如彼，故其主病如彼。戴起宗之流，造《脉诀》刊误，每用一古人之指法，如定脉之名，复用一古人之主病，强牵以合之，至使后人病脉不相对，误人岂浅鲜哉！不知古人各有得心应手之妙，非若后世之人，泥于字句者比也。

沉伏殊途同归。

沉，不浮也，轻手不见，重手乃得，曰沉为入里，脉之首伏不见也。《脉经》云：伏者，极重手按之，着骨乃得，为三阴之尽。

洪与实而形同仿佛。

洪者，脉来满指而大也。实者，浮中沉，皆有力也。二脉皆满指，然洪有浮沉之别，而实谓浮沉皆有力也。

濡与弱而性带依稀。

濡与弱，其状相似，但有浮沉之别。与阴阳之分耳。诸家皆以极浮细而软曰濡，极沉细而软曰弱。惟本诀指法主病中，则曰指下寻之。似有再再还来，按之依前却去曰濡，指下寻如烂绵相似。轻手乃得，重手稍无，快快不前曰弱。据诀所云，似乎以极沉而无力为濡，极浮而无力为弱矣。两说龃龉，何去何从也？不知濡为阴水当沉，弱为阴金当浮。濡为阳不足，不当于浮中见，弱为阴不足，不当于沉中见。据理而论，当以诀之指法为是，而以他说为非矣。况濡弱二脉，但可以极沉而软，极浮而软言之，不必更加细字。

先辨此情，后明其理，更复通于药性，然后可以为医。

今人但知脉理之难，而不知药性之难也；但知药之功，而不知药之性耳。能

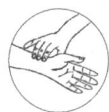

---

① 枘：珍本作"枘"。

尽其药之性，然后可以为医也。夫所谓性者，非山楂消食，贝母清痰，枳壳宽胸，陈皮下气之谓也。乃寒热温凉，升降浮沉，阴阳清浊之谓也。语云：用药如用兵，兵家之道，知彼知己，百战百胜。知彼者，知贼之虚实也。知己者，知我兵之水陆奇正也。如为医者，但知脉理，而不知药性，是犹用兵者，但知贼之虚实，而不知我兵之宜水宜陆，宜奇宜正，纵有百万之师，其不为贼所陷者鲜矣。

既已明其三部，须知疾之所有。

此承上起下之词，言既明寸关尺之三部，须知三部之中所现之脉不同，而所生之病亦各异也。

寸脉急而头痛。

寸，阳部也。头，诸阳之会也。今诊得寸脉而急，急则近于紧，诸紧为寒，当是风寒客于其脑而作痛也。

《平人气象论》云：寸口之脉中手短者，曰头痛。

弦为心下之咎。

心之下，胃之上也。弦则为饮，《脉经》曰：寸脉弦，心下愊愊，谓心下有痰饮也。故寸弦而曰心下咎也。

紧是肚痛之征。

肚痛者，胃脘痛也。经云：紧在寸口，或膈上有寒，或膈下有水，寒在上焦。风满而噎，或风寒外入，病苦头痛。当是左寸紧。或宿食内停，腹中不化。当是右寸紧。

缓即皮顽之候。

寸，阳位也。缓则为湿，风从阳，湿从阴。风从上，湿从下。今缓脉见于阳位。即经云寸缓，主皮不仁，风寒在肌肉也，宜防风汤。

微微冷入胸中。

寸，阳部也。胸中，阳位也。微者，阳气虚也。阳虚则寒，故寸微而知胸中有冷气也。

数数热居胃口。

数为热，经云：寸数即吐，以有热在胃脘熏胸中，宜药吐之。及针胃脘。

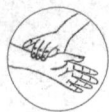

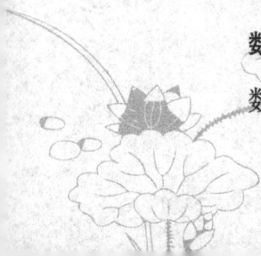

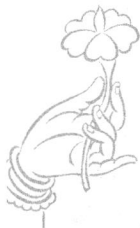

服除热汤，则知热在胃口矣。

滑主壅多。

经云：寸滑阳实，胸中壅满吐逆，宜前胡汤。

涩而气少。

凡涩为气多血少，而此独云涩而气少者，何也？盖以胸为气海，若关脉涩，则当谓之血少，何也？以其营出中焦也。至于寸口所以候胸中者，胸为气海，安得不谓之气少也哉。

胸连胁满，只为洪而莫非，脓引背疼，缘是沉而不谬。

洪为阳，沉为阴。洪为火，沉为寒。胸为阴，背为阳。寸部而见洪脉，为肠火之邪，干于心胸，而作满闷。经云：诸逆冲上，皆属于火者是也。寸部而见沉脉，为阴寒之气干于肺，而作引痛。经云：诸气膹^①郁，皆属于肺者是也。

更过关中，浮缓不飧。

关中所以候中焦者，中焦属脾土，土之性宜镇静。今脉见浮缓，缓虽土之本脉，而浮则为风为虚，如大风扬沙，失其镇静之德，而成虚浮之象，其不食也宜矣。

紧牢气满，喘急难痊。

紧则为寒，牢则为病根深固。今二脉见于关中，是脾胃为冷物所伤。脾病则留满痞塞，故气满喘急，而成不拔之证矣。

弱以数兮胃热，弦以滑兮胃寒。

数则为热，见于关中，则为热壅胃口。热壅胃口，则不食，不食则脉因之而弱矣。弦则为饮，滑主壅滞，今弦滑兼见于关中，是为胃中停积寒饮矣。

微即心下胀满。

诸胀满皆属于土，微为阴土，乃不及之土也。微脉见于关中，是为脾虚不足而作胀满矣，当于微脉条中参看可也。

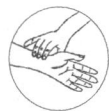

---

① 膹（fèn）：证名，指胸满痞闷，气急喘促。

沉兮膈上吞酸，涩即宜为虚视，沉乃须作实看。

上文云：沉兮膈上吞酸。下文云：沉乃须作实看。岂非一脉而两证欤？不知上文之沉兮膈上吞酸者，乃胃中有宿滞未消，而作吞酸之证，诚恐后人以关脉见沉，误认脾虚而用补剂，则难免实实之祸矣，故反复叮咛之，曰：涩则宜为虚视。盖以营出中焦，关脉涩则为营血不足，谓之虚也宜矣。至于沉则不得视之为虚，而当视之为实。宜用消导之剂，去其积滞，则阳气自升，而脉自不沉矣。

下重缘濡，女萎散疗之在急。

濡主虚乏，为气血不足之候。关主脾胃，今见濡脉，则元气衰而中气下陷，故腰以下坠重，难以行矣。女萎散无传，姑俟后考。人身如鸡子相似，脾气如黄，元气如清。凡清明前煮鸡子，则黄在中，以其清足故也。清明后煮鸡子，则黄偏而下，以其清不足故也。人身之中气亦然。若中气足则不偏虚，不足则下陷而偏矣。

水攻因伏，牵牛汤泻则令安。

营出中焦，中焦治则脉道行，而往来流动矣。今关脉伏，则土为水掩，而脉道不行，如《五常正大论》所云：藏政以布，长令不扬也。治之者，当以牵牛汤，尽泻其水，则脾土自现，而脉道自通矣。禹贡曰：云土梦作，此之谓也。

尔乃尺中脉滑，定知女经不调，男子遇此之候，必主小腹难消。

滑主壅多，女子经脉不通，男子小便不利，皆壅滞之患也。按经云：尺滑气血实，妇人经脉不利，男子溺血。

伏脉谷兮不化。

尺脉伏而云谷不化者，何也？盖以饮食入胃，不能运化，停留于中，壅遏营卫，卫出下焦，不得通达，故厥阴之木气不升，而尺脉为之伏矣。治之者当吐其邪，而升其气，使厥阴之气上升，而尺脉可复出矣。其说当于八里脉尺伏条下参看。

微即肚痛无慘。

微为阳虚阴盛之脉，尺中见微，是为阴分而见阴脉也。诸阴为寒，故经云：尺微厥冷，小腹中拘急有寒气。

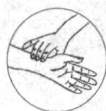

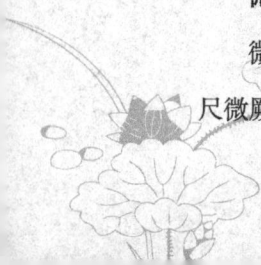

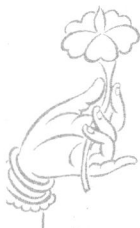

弱缘胃热上壅。

尺脉弱而云胃热上壅者，何也？盖以上实则下虚，热气并壅于胃口，故尺脉见弱也。

迟是寒于下焦。

诸迟为寒，尺所以候下焦者，尺脉见迟，是以知下焦之有寒也。

胃冷呕逆涩候。

人身如釜甑①相似，胃犹甑也，脾犹釜也。下焦命门，犹釜底之薪也。命门之火旺，则能熏蒸脾土，而胃中之饮食易消。况肾者胃之关，今尺脉见涩，是为精血不足，真火衰微，不能熏蒸脾土，腐熟水谷，故胃冷而为呕逆之候矣。即王太仆所谓食入久而反出者，胃无火也。

腹胀阴疝弦牢。

经云：尺脉弦小，腹痛及脚中拘急，宜服建中汤，针气海泻之。又云：尺脉牢，腹满阴中急，宜荸荙子茱萸丸，针丹田、关元、中极。按：气海、丹田、关元、中极数穴，皆任脉之穴也。任脉主男子内结七疝，女子瘕聚带下。然疝有多端，何独归于任也？不知任脉是疝病之本源，各经是疝病之支流，今尺部而见弦牢之脉，为弦而有力，动而不移，是足厥阴之气郁而不舒，致成腹胀阴疝之证矣。罗谦甫云：阴证足厥阴之脉，环阴气抵少腹，或痛因肾虚，寒水涸竭，泻邪补肝，蒺藜汤主之。

紧则痛居其腹。

诸紧为寒，今见在尺脉，则知其寒在下焦。即经云尺脉紧，脐下痛者是也。

沉乃疾在其腰。

腰者，肾之府。两尺脉沉，沉为阴水，为火不能相济，故疾在其腰也。详见八里脉沉脉尺部条下。

濡数浮芤，皆主小便赤涩，细详如此之候，何处能逃。

濡而数，乃阴中之火也。阴中有火，故主小便赤涩，当用凉补之药，以滋

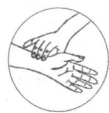

---

① 釜甑（fǔ zèng）：釜和甑，皆为古炊煮器名。

其阴浮。而芤乃阳中之火也，阳中有火，亦主小便赤涩，当用寒凉之剂，以泻其火。然濡数浮芤，当知濡数为一脉，浮芤为一脉，不必分为四也。

若问女子何因，尺中不绝，胎脉方真。

女子以尺为主，不绝者，往来流利也。即《内经》云：阴搏阳别，谓之有子。谓尺中之脉，搏于指下，大有别于关前也。

太阴洪而女孕，太阳大而男娠。

谓右手寸关沉而洪，左手寸尺洪而大也。女，阴也，其道尚右，而太阴俱在右寸关是也。太阴为脏，当于沉中候，今诊得右手肺脾之脉沉而洪，故知其为女孕也。男，阳也，其道尚左，然两太阳俱在左，太阳为腑，当于浮中候，今诊得左手小肠膀胱之脉洪而大，故知其为男娠也。

或遇俱洪而当双产，此法推之其验若神。月数断之，各依其部，假令中冲若动，此乃将及九旬。

凡女人有孕，除心与小肠不养胎，心为君主，小肠为之使也。其余脏腑，各以其月输血养胎，一月肝，二月胆，三月手心主，四月三焦，五月脾，六月胃，七月肺，八月大肠，九月肾，十月膀胱，十月满足，故产而生矣。夫十日为旬，九旬者三月也。中冲者，手心主之井穴，故三月而中冲脉动也。中冲，手中指尖内侧。

患者欲知要死，须详脉之动止。

凡平人之脉，一呼二至，一吸二至，闰以太息，共成五至，循环无已。至五十动而不止，是为大衍之数，全五脏皆受气也。如动而中有一止，则知其一脏无气，当于各脏予之死期。

弹石劈劈而又急，解索散散而无聚。

弹字，当作平声读，不当作去声读。弹石者，如指弹于石上，劈劈而坚硬也。若误读作去声，则为弹丸之弹，失其劈劈之旨矣。解索者，谓如索之朽坏，解散无复次序也。若谓解结之解，则误矣。《内经》云：来如弹石者，死。又曰：死肾脉来，发如夺索，劈劈如弹石曰肾死。按弹石者，辟辟急也。解索者，动数而随散乱，无复次序也。

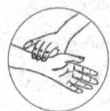

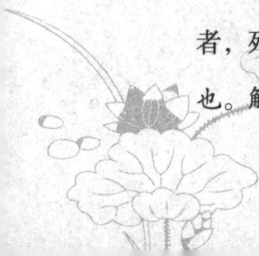

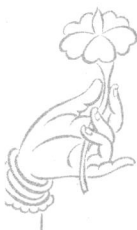

雀啄顿来而又住，屋漏将绝而复起。

凡雀之啄食，必连连啄之，时一回顾，恐人之将捕也。怪脉之来，连连数急，时复一止，如雀啄食之状，又曰：雀啄者，脉来甚数而疾，绝止复顿来也。屋漏者，其来既绝而止，时时复起，不相连属也。经云：死脾脉锐坚，如鸟之啄，如鸟之距，如屋之漏，如水之流，曰脾死。

虾游苒苒，而进退难寻。

诀云：虾游状若虾蟆游，魂去行尸定主忧。虾游者，苒苒而起，及细寻之，不知脉之所在，久而复起，迟迟辄没，言来迟去速也。

按经云：脉困病人，脉如虾之游，如鱼之翔者死。注云：虾游者，苒苒而起，寻复退没，不知所在。久乃复起，起辄迟，而没去速者，是也。鱼翔者，似鱼不行，而但掉尾动头，身摇而久住者是也。

鱼跃澄澄，而迟疑掉尾。

鱼跃者，鱼翔脉也。迟疑掉尾者，头不动而尾摇，撇然一厥也。又诀云：尾掉摇摇头不动，鱼翔肾绝亦如期。虾游者，以上下之往来言，时复一隐也。鱼翔者，以内外之往来言，时复一厥也。

嗟乎！遇此之候，定不能起，纵有丸丹，天命而已。

复有困重沉沉，声音劣劣，寸关虽无，尺犹不绝，往来息均，踝中不歇，如此之流，何忧殒灭？经文具载，树无叶而有根，人困如斯，垂死乃当更治。

沉沉，神昏也。劣劣，气少也。寸关之脉虽无，尺中之脉不绝。而且往来息均，及诊踝中足少阴太溪之动脉。在足内踝后五分，跟骨上陷中动脉。则又流利不歇，譬诸枝叶虽凋，根本尚在，犹有发生之根，又何患乎殒灭也哉！《难经》第八难云：寸口脉平而死者，何谓也？然，诸十二经脉者，皆系于生气之原。所谓生气之原者，谓十二经之根平也，谓肾间动气也。此五脏六腑之本，十二经脉之根本，呼吸之门，三焦之源，一名守邪之神。故气者，人之根本也，根绝则茎叶枯矣。寸口脉平而死者，生气独绝于内也。然《脉赋》所言者，枝叶虽尽，而根本尚存，犹有可生之理。《难经》所云：根本先拨，而茎叶虽存，必无可生之道。合而观之，相得而益彰矣。

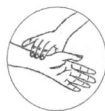

按《脉经》云：上部有脉，下部无脉，其人当吐不吐者死。上部无脉，下部有脉，虽困无所苦。所以然者，譬如人之有足，树之有根，虽枝叶枯槁，不致殒蓑，若根本坏则殆矣。

诊脉入式歌

左心小肠肝胆肾。

左者，左手也，此言左手寸关尺之三部也。左寸心与小肠，动脉所出。左关肝与胆，动脉所出。左尺肾与膀胱，动脉所出。歌内不言膀胱者，盖由字多包括不尽也。

右肺大肠脾胃命。

右者，右手也，此言右手寸关尺之三部也。右寸肺与大肠，动脉所出。右关脾与胃，动脉所出。右尺命门三焦，动脉所出。歌内不言三焦者，亦因包括不尽也。《三十六难》曰：脏各有一耳，肾独有两者何也？然肾两者，非皆肾也。其左者为肾，右者为命门。命门者，诸精神之所含，元气之所系也。故男子以藏精，女子以系胞，此扁鹊之言也。戴起宗既知扁鹊之论，何必反改肾字为命字也。当与后右手命门歌内参看。

按《脉经》第七脉法赞云：肝心出左，脾肺出右。肾与命门，俱出尺部。魂魄谷神，皆现寸口。左主司官，右主司府。左大顺男，右大顺女。关前一分，人命之主。左为人迎，右为气口，神门诀断，两在关后。人无二脉，病死不愈。诸经损减，各随其部。察按阴阳，谁与先后。阴病治官，阳病治府。奇邪所舍，如何捕取。审而知之，针入病愈。心部在左手关前寸口是也，即手少阴经也，与手太阳为表里，以小肠合为府。合于上焦，名曰神庭，在龟尾。鸠尾下五分。肝部在左，手关上是也，足厥阴经也，与足少阳为表里，以胆合为府，合于中焦，名曰胞门，在太仓左右三寸。肾部在左手，关后尺中是也，足少阴经也，与足太阳为表里，以膀胱合为府，合于下焦。在关元左，肺部在右手关前寸口是也。手太阴经也，与手阳

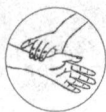

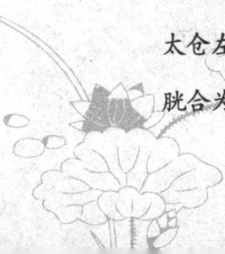

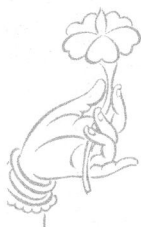

明为表里，以大肠合为府，合于上焦，为呼吸之府，在云门，脾部在右手关上是也。足太阴经也，与足阳明为表里。以胃合为府，合于中焦脾胃之间，名曰帝门，在季胁下前一寸半，肾部在右手关后尺中是也。足少阴经也，与足太阳为表里，以膀胱合为府，合于下焦，在关元右，左属肾，右为子户，名曰三焦。

女人反此背看之，尺脉第三同断病。

此言男子之脉，两尺常弱，女人反此背看者，谓惟两尺，当常盛也。至于心、肝、脾、肺、肾，亦如男子之分列部位，初无异也。

按经云：天地者，万物之父母也。阴阳者，气血之男女也。男子负阴而抱阳，女子负阳而抱阴。南方阳也，北方阴也。男子面南而生，则两寸在南而得其阳，故寸脉洪大，而尺脉微弱也。女子面北而生，则两寸在北，而得其阴，故寸脉微弱，尺脉洪大也。男得女脉为不足，女得男脉为太过。《脉诀》云：女人反此背看之，尺脉第三同断病，正谓此也。

心与小肠居左寸，肝胆同归左关定，肾居尺脉亦如之，用意调和审安静。肺与大肠居右寸，脾胃脉从关里认，命门还与肾脉同，用心仔细须寻趁。

其说已见上文。

若诊他脉覆手取。

凡诊他人之脉，医人必自覆其手，以食指候病人之寸，中指候病人之关，无名指候病人之尺，此其常也。故曰：覆手取，戴起宗误以为病人之手，而改为诊脉皆须仰手看，不通甚焉。

按薛立斋云：《脉诀》之言，谓诊他则覆手，自诊则仰手，取手便而已。《刊误》盖误认歌意，以医之覆手诊人，为覆病人之手也。自此以后，有似此者则去之而不辨。

要自看时仰手认。

若诊自己之脉，亦必以食指候寸，中指候关，无名指候尺。若亦覆手以诊，则指法颠倒矣。凡欲诊自己左手之脉，必以右手从左手背后。仰操向上，曲指取之。若诊右手之脉，以左手从右手背后仰操向上，曲指取之，则指法亦如诊他人之脉矣。

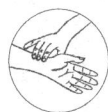

三部须教指下明,九候了然心里印。

其说已见《脉赋》。

大肠共肺为传送。

张世贤云:大肠者,肺之腑,乃传道之官,传送不洁之物,而变化出焉。其传道也,必待气往下行,肺主气,故共为传送也。经曰:阳明之上,燥气治之。中见太阴。

按经云:肺者,相傅之官,治节出焉。大肠者,传道之官,变化出焉。

心与小肠为受盛。

张世贤云:心者。火之属也。火主时令,则万物皆盛。小肠者,心之腑,乃受盛之官,承奉胃司而受盛糟粕。心属火,火能化物,糟粕受已,复化传入大肠,故云心与小肠为受盛。经曰:少阴之上,火气治之。中见太阳。

按经云:心者君主之官,神明出焉。小肠者,受盛之官,化物出焉。

脾胃相通五谷消。

经云:脾胃者,仓廪之官,五味出焉。盖胃主纳谷,脾主化谷。洁古曰:脾胃之气常通和,故曰脾胃相通五谷消也。

膀胱肾合为津庆。

经云:肾者,作强之官,伎巧出焉。膀胱者,州都之官,津液藏焉。五脏虽各有其液,而所主者为肾,故曰膀胱肾合为津庆也。戴起宗谓非肾与膀胱所专主,则谬矣。

三焦无状空为名,寄在胸中膈相应。

所谓无状空有名者,此即《内经》所云:上焦如雾,中焦如沤,下焦如渎者是也。又《难经》云:上焦者,在心下,下膈在胃上口,主内而不出,其治在膻中,玉堂下一寸六分,直两乳间陷者是。中焦者,在胃中脘,不上不下,主腐熟水谷,其治在脐傍。下焦者,在脐下,当膀胱上口,主分别清浊,主出而不内,以传道也,其治在脐下一寸,故名曰三焦。此焦字当读作平声,无有月旁,故曰无状,空有名也。至于下文肾脏歌内所云,两耳通为窍。三膲附在斯之三膲。准《经脉》篇为手厥阴之府,配十二经络,乃有形有名。有经络者,其字读作去声,

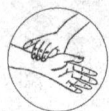

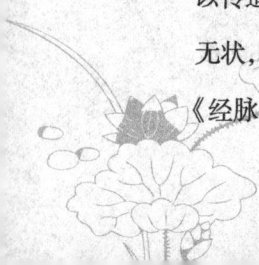

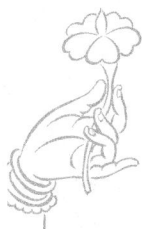

并有月旁，不可以无状有名之三焦，混作有状有名有经络之三膲也。

肝胆同为津液府，能通眼目为清净。

经云：肝者将军之官，谋虑出焉。胆者中正之官，决断出焉。又胆为清净之府，肝开窍于目，故能通眼目为清浮也。

智者能调五脏和，自然察认诸家病。

医者，五脏安和，则出入息匀。然后能诊他人之脉，不至差忒①也。

掌后高骨号为关，骨下关脉形宛然。

言医者，以中指对病人之掌后高骨，转而向前，则为关脉矣。

以此推排名尺泽，三部还须仔细看。

上文既以中指定其关脉，则关前为寸，关后为尺，不言而喻矣。

关前为阳名寸口，关后为阴直下取。

中部而名之曰关者，正以关前为阳，关后为阴，而为阴阳之关隘。此又非所论于寸关尺之三部而言之也。

按《脉经》云：关前为阳，关后为阴。阳数则吐血，阴微则下利。阳弦则头痛，阴弦则腹痛。阳微则发汗，阴微则自下。阳数口生疮，阴数加征必恶寒，而烦扰不得眠也。阴附阳则狂，阳附阴则癫。得阳属腑，得阴属脏。无阳则厥，无阴则呕。阳微则不能呼，阴微则不能吸。呼吸不足，胸中短气，依此阴阳以察病也。

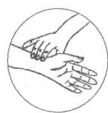

阳弦头痛定无疑，阴弦腹痛何方走。

弦为少阳，主半表半里，然从阳化则热，从阴化则寒。今弦脉见于阳部，为少阳有火，而作头痛，此从阳化则热也。阴部见弦，则为少腹有寒痛，此从阴化则寒也。弦为气血收敛之脉，而见于关前，则为风寒外来；见于关后，则为阴寒内生。

阳数即吐兼头痛，阴微即泻脐中吼。

要知吐兼头痛，足少阳阳明，皆有此证。倘诊得关前之脉，数而带弦，则

---

① 忒（tè）：差错。

为足少阳胆经之火，上攻于头，故吐而头痛也。若诊得关前之脉，数而带洪，则为足阳明胃经之火，上攻于头，故亦吐而头痛也。阴脉见微，则下焦之真火衰，衰则脾失其温养之源，故脾虚而作泻矣。然脐者，脾之关也。吼，有声也。

阳实应知面赤风。

关前，阳部也。面，诸阳之会也。实脉，阳火也。今阳部而见实脉，则热极生风，故面赤而为风热也。或曰：数为热，实亦为热，同一热，何以证脉之不同也？答曰：数脉者，火之从下而冲上也，或有虚实之分。实脉者，火之从内而达外也，但实而无虚。

阴微盗汗劳兼有。

汗者，血所化也。凡人寤则阳用事，寐则阴用事。盗汗者，人当寐时，则阳不用事，阳不用事而营气外泄，盗其不知而出也。上文既云阴微即泻，而此复云阴微盗汗，何一脉而两病也？盖以其人兼有劳证，复得阴部脉微，则为阴虚盗汗之证矣。

阳实大滑应舌强。

大则为火，实则为火有余。滑则为痰，火有余则热，热则生风，风火相煽，则痰随火上。关前阳部也，心居膈上，亦阳位，舌为心之外应，阳部而见实大且滑之脉，则风火生痰，窒塞心窍，故舌因之而强也。

阴数脾热并口臭。

脾主中州，与胃为表里，虽赖下焦之相火熏蒸，得以腐熟水谷，行其津液，然亦不可过旺。关后为阴，阴数则相火反乘脾土，脾热则传于胃，胃为阳明，阳明开窍于口，故浊气上升，而口为之臭矣。

阳微浮弱定心寒。

关前为阳，微浮弱为阳气衰。心主火，居于膈上，今阳部而见微浮弱脉，则为阳气衰微，心火不足，故曰定心寒也。

阴滑食注脾家咎。

食注者，完谷不化也。滑主壅多阴，脉见滑，是脾胃失其运化之机，不能腐熟水谷，故作食注而下矣。

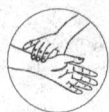

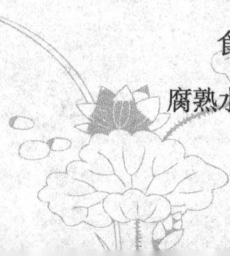

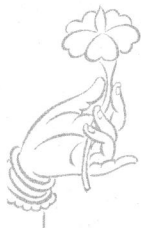

关前关后辨阴阳，察病根源应不朽。

夫九老，阳之数也。十老，阴之数也。欲辨关前关后阴阳之数，准《难经》所云：阴得尺中一寸，阳得寸内九分。

一息四至号平和，更加一至大无病。

考《平人气象论》中，岐伯曰：人一呼脉再动，一吸脉亦再动，呼吸定息，脉五动，闰以大息，命曰平人。平人者，不病也。王冰释云：经脉一周于身，凡长十六丈二尺，呼吸脉各再动，定息脉又一动，则五动也。计二百七十定息，气可环周。然尽五十营，以一万三千五百定息，则气都行八百一十丈，如是则应天，常度脉气，无不及太过，气象平调，故曰平人也。

三迟二败冷危困。

凡人身之经脉，周身共计一十六丈二尺，一呼脉行三寸，一吸脉行三寸，呼吸定息，共行六寸，若至二百七十息，得一千三百五十动。脉行一十六丈二尺，始一周于身。一日一夜，如是五十周于身，共计一万三千五百息，脉行八百一十丈，而足大衍之数也。今脉见迟息，则犹是其脉之行也。减平人之二，是二百七十息中，脉行止得九丈七尺二寸，较平人一十六丈二尺之数，尚余六丈四尺八寸，不能一周于身。而以一昼夜五十营共计之，则一万三千五百息，而脉仅行四百八十丈，是不能满足五十营之数矣，故曰迟也。二败者，校之迟脉，则又损一至。又损一至，则是二百七十息中，脉止行得六丈四尺八寸，准之平人脉，尚余九丈七尺二寸，不能一周于身，以一昼夜五十营共计之，止得六百零五丈矣，仅平人之一半，故为败也。三迟为冷，损二至则迟而又迟矣，故曰冷，危困也。

六数七极热生多，八脱九死十归墓，十一十二绝魂瘥。

六数者，较平人一息五至，而加一至也。平人脉呼吸定息，共六寸，二百七十息，共一千三百五十动，脉行一十六丈二尺为一周于身。今诊得脉数，是于平人脉一息五动之中，加一至也。既加一至，则二百七十息中，加二百七十动，是于一周身外，又过行三丈二尺四寸，若以一昼夜五十营共计之，是于八百一十丈外，又过行一百六十二丈矣，故曰数也。七极者，较平人一息

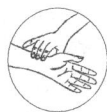

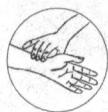

五至，而加二至也。既加二至，则二百七十息中，加五百四十动，是于一周身外。又过行六丈四尺八寸。若以一昼夜五十营共计之，是于八百一十丈外，又过行三百二十四丈矣，故曰极也。数则为数，六至七至，岂非热生多乎。八脱者，较平人一息五至，而加三至也。既加三至，则二百七十息中，加八百一十动，是于一周身外，又过行九丈七尺二寸。若以一昼夜五十营共计之，是于八百一十丈外，又过行四百八十六丈矣，故曰脱也。九死者，较平人一息五至，而加四至也。既加四至，则二百七十息中，加一千零八十动，是于一周身外，又过行十二丈九尺六寸。若以一昼夜五十营共计之，是于八百一十丈外。又过行六百四十八丈矣，故曰死也。十归墓者，较平人一息五至而倍加之也。息则犹是，而动数倍加，动数既倍加，则丈尺亦倍加，岂非二百七十息中，已两周于身，而于一昼夜间，已一百周于身矣，故曰归墓也。十一者，较平人一息五至，加一倍又多一动也。既加一倍有余，是于二百七十息中，即行三十五丈六尺四寸。于周身外，又多行三丈二尺四寸。若以一万三千五百息计之，则一昼夜一百营于身，又加一百六十二丈矣。十二者，设平人一息五至加一倍，又多二动也。既加一倍，又多二动，是于二百七十息中，已行三十八丈八尺八寸，是一昼夜得一百营于身，而又过行三百二十四丈矣。此至之极也，此脉至之极，故曰绝魂也。譬诸一骑，日行百里以为常，若加一二十里，或可强而行之。若加之八九十里，乃至一倍之外，则必倒毙而死矣。

三至为迟一二败，两息一至死非怪。

此足上文从迟而益减为损之极也。若曰三迟二败，上文已详言矣。若损之又损，至两息一至，则平人两息，而病人脉始一至也。是一昼夜间，脉止行得六千七百五十动。以五十营计之，止一周身而尚不足，则死也宜矣。譬之一骑，日行百里以为常。今筋力渐衰，日行六七十里。或可望其复壮，及日行一二十里。而尚不能，其惫也甚矣。安得望其复生哉。

迟冷数热古今传，《难经》越度分明载。

此总结上文迟数损至之脉，谓迟则为冷，数则为热。其人之呼吸，脉之尺寸，经之度数，具载于秦越人之《难经》中也。

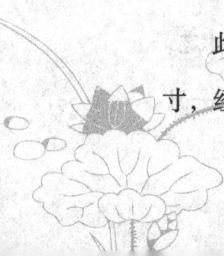

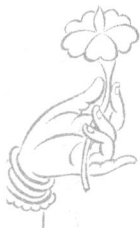

热即生风冷生气，用心指下叮咛记。

肝主风热，则火盛金衰，不能制木，则木自旺而生风。肺主气冷，则水盛火衰，不暇制金，则金自旺而生气也。

春弦夏洪秋似毛，冬石依经分节气。

春弦者，即《玉机真脏藏论》岐伯曰：春脉者肝也，东方木也，万物之所以始生也。故其气来耎^①弱轻虚而滑，端直以长，故曰弦，反此者病。帝曰：何如而反？岐伯曰：其气来实而强，此谓太过病在外。其气来不实而微，此谓不及病在中。帝曰：春脉太过与不及，其病皆何如？岐伯曰：太过则令人善忘，忽忽眩冒而颠疾。其不及则令人胸痛引背，下则两胁胀满。夏洪者，即《玉机真脏论》岐伯曰：夏脉者，心也，南方火也，万物之所以盛长也。故其气来盛去衰，故曰钩，反此者病。帝曰：何如而反？岐伯曰：其气来盛去亦盛，此谓太过病在外。其气来不盛去反盛，此谓不及病在中。帝曰：夏脉太过与不及，其病皆何如？岐伯曰：太过则令人身热而肤痛，为浸淫。其不及，则令人烦心，上见咳唾，下为气泄。秋毛者，即《玉机真脏论》岐伯曰：秋毛者，肺也，西方金也，万物之所以收成也，故其气来轻虚以浮，来急去散，故曰浮。反此者病。帝曰：何如而反？岐伯曰：其气来毛而中央坚，两旁虚，此谓太过病在外。其气来毛而微，此谓不及病在中。帝曰：秋脉太过与不及，其病皆何如？岐伯曰：太过则令人逆气，而背痛愠愠然。其不及，则令人喘，呼吸少气，而咳上气见血，下闻病音。冬石者，即《玉机真脏论》岐伯曰：冬石者，肾也，北方水也，万物之所以合藏也，故其气来沉以搏，故曰营，反此者病。帝曰：何如而反？岐伯曰：其气来如弹石者，此谓太过，病在外。其来如数者，此谓不及病在中，帝曰：冬脉太过与不及，其病皆何如？岐伯曰：太过则令人解㑊，脊脉痛而少气不欲言。其不及则令人心悬，如病饥䏚中清，脊中痛，少腹满，小便变。

阿阿缓弱春杨柳，此是脾家居四季。

按《玉机真脏论》岐伯曰：脾脉者，土也，孤脏以灌四傍者也。帝曰：然

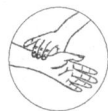

---

① 耎（ruǎn）：同"软"。

则脾善恶可得见之乎？岐伯曰：善者不可得见，恶者可见。帝曰：恶者如何得见？岐伯曰：其来如水之流者，此谓太过病在外。如鸟之啄者，此谓不及病在中。帝曰：夫子言脾为孤脏，中央土以灌四傍，其太过与不及，其病皆何如？岐伯曰：太过则令人四肢不举，其不及则令人九窍不通，名曰重强。

在意专心察细微，灵机应变通元记。

张世贤曰：在意，专心不他杂也。他事不杂于胸中，精察脉理之微细，则灵机自然晓悟，元微之理贯通而不忘也。灵机，脉理也。脉理活动而不执滞，故曰灵机。

浮芤滑实弦紧洪，七表还应是本宗。

浮、芤、滑、实、弦、紧、洪七脉，皆轻手取之而即得者。浮以候表，故曰七表。

微沉缓涩迟并伏，濡弱相兼八里同。

微、沉、缓、涩、迟、伏、濡、弱八脉，轻取之不得，重手方得。沉以候里，故曰八里。

血营气卫定息数，一万三千五百通。

人受气于谷，谷入于胃，乃传之于五脏六腑，皆受于气。其清者为营，浊者为卫。营行脉中，卫行脉外。营卫周流不息，五十周而复大会，阴阳相贯，如环之无端，故血为荣，气为卫。凡人所以得全其性命，气与血也。气为阳，阳为卫，血为阴，阴为荣，二气常流，所以无病也。经曰：人一呼脉行三寸，一吸亦行三寸，呼吸定息，总行六寸。人一日一夜，凡一万三千五百息，脉行五十度，周身漏水下百刻，营卫外行阳二十五度，内行阴亦二十五度，为一周也。故五十度复会于手太阴寸口者，五脏六腑之所终始也。

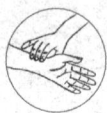

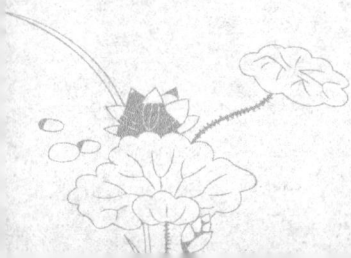

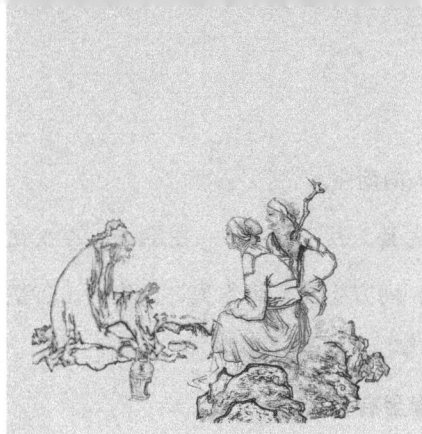

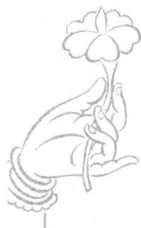

卷　二

心脏歌

心藏身之精。

《内经·决气》篇云：两神相搏，合而成形，常先身生，即此谓也。戴氏亦知乎此，而复误精字为有形之精，改为君，字何哉？

按《阴阳应象大论》，南方生热，热生火，火生苦，苦生心，心生血，血生脾，心主舌。其在天为热，在地为火，在体为脉，在脏为心，在色为赤，在音为徵，在声为笑，在变动为忧，在窍为舌，在味为苦，在志为喜。喜伤心，恐胜喜。热伤气，寒胜热。苦伤气，咸胜苦。《金匮真言论》曰：南方色赤，入通于心，开窍于耳，藏精于心，故病在五脏。其味苦，其类火，其畜羊，其谷黍，其应四时，上为荧惑星，是以知病之在脉也。其音徵，其数七，其臭焦。

小肠为弟兄。

小肠属丙而刚，心属丁而柔，刚在先而为兄，柔在后而为弟。二俱属火。同气连枝，故曰弟兄。戴起宗云：大言阴与阳，小言夫与妇，非也。何以言之？夫丁与壬合，心之夫，膀胱是也。丙与辛合，小肠之妇，肺金是也。《刊误》谓不可以言弟兄，非也。

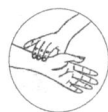

象离随夏旺，属火向南生。

张世贤曰：离之为卦，其中空虚，心脏属火，亦犹是也。火旺于夏，所以随夏而旺相也。经云：南方生热，热生火，火生苦，苦生心，故曰属火，向南生也。《刊误》改作明字，甚无谓也。

任物无纤巨，多谋最有灵。

张世贤曰：任物者，住亲万物也。纤，小也。巨，大也。人心之应物，随其大小，无不任亲也。朱子曰：人心之灵，莫不有之，所以多谋而有灵也。

内行于血海，外应舌将荣。

《阴阳应象大论》云：心生血，血生脾，心主舌。又云：在窍为舌。《五脏生成》篇云：诸血者，皆属于心。

七孔多聪慧，三毛上智英。

多聪慧者，心有七窍，上智英者，心有三毛，其次则不全矣。

反时忧不解，顺候脉洪惊。

张世贤曰：心属火而旺夏，反得冬脉沉濡而滑，此乃肾邪干心，水来克火，谓之贼邪，是可忧也。顺候，诊得夏脉也。惊者大而散也。其脉洪大而散，谓之顺候。张世贤之言固是，但忧字与惊字，义俱未透。愚谓心属火主夏，脉宜洪大而散。《阴阳应象大论》云：在脏为心，在色为赤，在音为徵，在声为笑，在变动为忧。今当夏月，反见沉细之脉，是为反四时。脉既反时，其人当忧愁不能自解之疾，洪大也。惊起，意言夏月诊得其脉洪大而惊起，则谓之顺四时矣。戴起宗误认为惊恐之惊，易作平字，非也。不知惊之一字，王氏《脉经》，已曾有其名矣。如《妊娠论》中云：呼则为数，吸则不惊。又如云：肝脉惊暴有所惊骇，脉不至，若瘖不治，自己之类是也。戴氏可谓少所见，多所怪矣。大抵古人以一字命脉之名，在学人当会意于神情，毋凝滞于字句。只如张长沙曰：寸口卫气胜，名曰高。荣气胜，名曰章。高章相搏，名曰纲。卫气弱，名曰惵。荣气弱，名曰卑。惵卑相搏，名曰损。若执字义，则高章惵卑，是何义理？亦在学人会意于精神冥寞而已。岂亦将以字义之不切，而遽改之，可乎？堪笑今世之人，不于指下求其神情，专于字上求其似是，其去道不亦远乎！

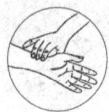

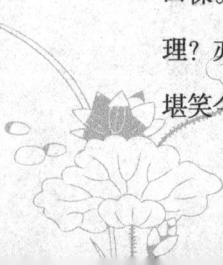

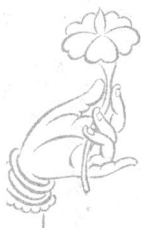

按《玉机真脏论》云：心脉至坚而搏，如循薏苡子，累累然，色赤黑不泽，毛折乃死。

按《人镜经》曰：心脉浮大而散，心合血脉，循血脉而行，持脉指法，如六菽之重，按至血脉而得者为浮，稍稍加力，脉道粗者为大，又稍加力，脉道阔软者，为散也。

液汗通皮润，声言爽气清。

张世贤曰：肾主液，入心为汗。肺主声，入心为言。水能克火，汗通则肾水平，而皮润火不受水贼矣。火能克金，言爽则肺金平而气清金，不受火侵矣。

伏梁秋得积．如臂在脐萦。

《五十六难》曰：心之积名曰伏梁，起脐上，火如臂，上至心下，久不愈，令人病烦心，以秋庚辛日得之。何以言之？肾传心，心当传肺，肺秋适旺，旺者不受邪，心复欲还肾，肾不肯受，故留结为积，故知伏梁以秋庚辛得之。

顺视鸡冠色，凶看瘀血凝。

《五脏生成》篇云：赤如鸡冠者生，赤如衃血者死。言察病人之色赤如鸡冠，谓赤而明润，故曰生。察病人之色赤如衃血，谓赤而惨暗，故曰死。

诊时须审委，细察在叮咛。

凡医者，必须望闻问切。上文既已察其色，闻其声，切其脉，至此复须审委细察以问之，庶可万全。叔和之所以叮咛戒告者，欲以儆后人也。下四脏仿此。

实梦忧惊怪，虚翻烟火明。

《灵枢》云：心气盛则梦善笑恐畏，厥气客于心，则梦见丘山烟火。所谓心气盛者，实之谓也。所谓厥气客者，虚之谓也。张世贤曰：心脏有余，则梦或忧或惊，或怪异之事。心脏不足，则梦烟火光明，化竭而见本矣。

秤之十二两，大小与常平。

《四十二难》曰：心重十二两，中有七孔三毛，盛精汁三合，主藏神。

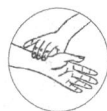

心脉见于三部歌

三部俱数心家热，舌上生疮唇破裂，狂言满目见鬼神，饮水百杯终不歇。

数则为热，三部俱数，则心火炽盛，而成燎原之势矣。舌者心之外应，唇者脾之外应。火炎则土燥，故舌上生疮，而唇为之破裂矣。心藏神，心热盛则神昏，而满目见鬼神也。火盛则水衰，乃欲饮水以自救，故饮百杯而终不歇也。

心脉歌

心脉芤阳气作声，或时血痢吐交横。

芤为阳火，火之发也有声，芤主失血。心脉见芤，则火逼血而错经妄行。故吐血之时，哮哮有声也。或传于腑，而作血痢之证。

溢关骨痛心烦躁，更兼头面赤骍骍。

溢上出鱼际也，关下入关中也。烦出于肺，躁出于肾。诊得左寸上出于鱼，而下入于关，则为心火炽盛，而成燎原之势。上出于鱼，则炎上而灼肺，下入于关，则风火交加。炎上灼肺，故面赤而烦，风火交加，则水涸而躁矣。

按《医说》云：王叔和《脉诀》论曰：溢关骨痛心烦躁。通真子解云：心脉盛而溢，关则筋紧而骨束，是以骨痛。师曰：筋紧有筋挛之疾，岂得骨痛？所以心脉盛而骨痛者，心属火，骨属肾水，心脉溢关，则水不胜火，煎熬得骨痛，非筋紧也。

大实由来面赤风，燥痛面色与心同。

心属火，在色为赤。心脉而见实，则为心经实火。心之华在面，肺合皮毛，火盛则伤金，故皮肤燥痛而面色赤也。

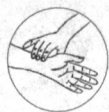

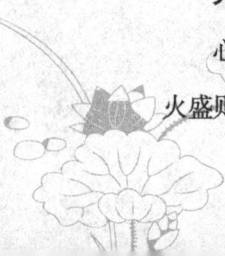

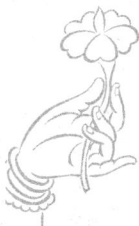

微寒虚惕心寒热。

心不足则人惊惕，心脉见微，则为心火不足。然少阴为标寒本热，故虚惕而有寒热交作之证矣。

急则肠中痛不通。

心脉急为心邪干于小肠也。急为风热传于小肠，故不通而作痛矣。经云：心脉急，名曰心疝。少腹当有形，又《举痛论》云：热气留于小肠，肠中痛，瘅热焦渴，则坚干不得出，故痛而闭不通矣。

按《大奇》篇云：心脉搏滑急为心疝，帝曰：诊得心脉而急，此为何病？病形何如？岐伯曰：病名心疝，少腹当有形也。帝曰：何以言之？岐伯曰：心为牝脏，小肠为之使，故曰少腹当有形也。

实大相坚并有滑，舌强心惊语话难。

大，心脉也。滑，相火脉也。君火以宁，则相火以位。今心脉实大而滑，则君相二火交煽于上，舌乃心之苗，故舌强心惊，而语言謇涩矣。

单滑心热别无病。

滑为水中之火，相火脉也。今见于心部，别无兼见之证。则为君臣道合，不过为之心热而已。

涩无心力不多言。

心主血脉，又主言语，上文云：心脉平则声言爽气清矣。涩为血少，心部而见涩脉，则为心血不足，而懒于言语。

沉紧心中逆冷痛。

沉紧为太阳寒水，心部面见沉紧，则为寒水之气厥逆于上，而心中冷痛矣。所谓心中者，胃之上也。

弦时心急又心悬。

心主血脉，弦为寒，为收引。心脉弦，则经脉收引而急矣。经云：心脉弦，心下有水气愊愊，故曰又心悬。

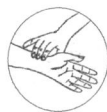

肝脏歌

肝脏应春阳，连枝胆共房，色青形象木，位列在东方。

《四十一难》曰：独肝有两叶，以何应也？然，肝者，东方木也。木者春也，万物之始生。其尚幼小，意无所亲，去太阴尚近，离太阳不远，犹有两心，故今有两叶，亦应木叶也。《四十二难》曰：胆在肝之短叶间，重三两三铢，盛精汁三合，故曰连枝胆共房也。又《金匮真言》曰：东方色青，入通于肝。

按《阴阳应象大论》云：东方生风，风生木，木生酸，酸生肝，肝生心，肝主目。在天为元，在人为道，在地为化，化生五味。道生智，元生神。神在天为风，在地为木，在体为筋，在脏为肝，在色为苍，在音为角，在声为呼，在变动为握，在窍为目，在味为酸，在志为怒。怒伤肝，悲胜怒，风伤筋，燥胜风，酸伤筋，辛胜酸。

按《金匮真言论》云，帝曰：五脏应四时，各有收受乎？岐伯曰：东方色青，入通于肝，开窍于目，藏精于肝。其病发惊骇。其味酸，其类草木，其畜鸡，其谷麦，其应四时，上为岁星，是以春气在头也。其音角，其数八，是以知病之在筋也。其臭臊。

含血荣于目，牵筋爪运将。

肝藏血，开窍于目。目得血而能视，故曰含血荣于目。《五脏生成》篇云：肝之合筋也，其荣爪也，故曰牵筋爪运将。

逆时生恚怒，顺候脉弦长。

逆时生恚怒，何为逆时？谓春脉当弦细而长，今反得浮涩而短，是为反四时。肝在志为怒，故其人恚怒不休也。若诊得弦细而长，则为顺候矣。或问曰：医者每云恼怒伤肝，然怒发于心，何以独伤肝也？予读《楞严会解》而见其说焉。夫肝者木也，主血，肺者金也，主气，顽金不能克木，必待心经之嗔火一

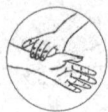

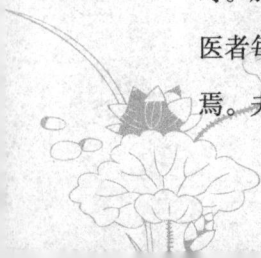

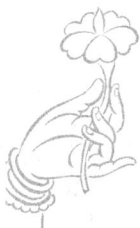

发则铸气成金，为斧为锯，而木斯克矣。今诀云：逆时生恚怒者，是浮涩短之脉，见于肝部也。浮涩短，肺脉也，肺主气，肝部而见肺脉，是为贼邪来侵，未有不伤者矣。

按《玉机真脏论》云：春脉何如而弦？岐伯曰：春木者，肝也。东方木也，万物之所始生也。故其气来，弱轻虚而滑，端直以长，故曰弦。又云真肝脉至，中外急，如循刀刃，责责然，如按琴瑟弦，色青白不泽，毛折乃死。

按《人镜经》云：肝脉弦而长，肝合筋脉，循筋而行，持脉指法如十二菽之重，按至筋而脉道如筝弦，相以为弦。次稍加力，脉道迢迢者为长。

泣下为之液，声呼是本乡。

《四十九难》曰：肾主液，入肝为泣。肺主声，入肝为呼。泣与呼，皆属于肝，故曰是本乡。

味酸宜所纳，

《宣明五气》篇云：五味所入，酸入肝。

麻谷应随粮。

他本释谓麻字有误，当云麦谷，不知《生气通天论》及《金匮真言论》皆云其谷麦，惟《五常政大论》曰其谷麻，以其色苍故也，非《脉诀》之误。

实梦山林树，虚看细草芒。

《淫邪发梦》篇云：肝气胜则梦怒，逆气客于肝则梦山林树木。洁古曰：甲刚为木，故实梦山林树，乙柔为草，故虚看细草芒也。

按《中岁经》云：虚则梦化草茸茸，实则梦山林茂盛。

积因肥气得，杯覆胁隅傍。

《五十六难》曰：肝之积，名曰肥气。在左胁下如覆杯，有头足，久不愈，令人发咳逆痎[1]疟，连岁不已，以季夏戊己日得之。何以言之？肺病传肝，肝当传脾，脾季夏适旺，旺者不受邪，肝复欲还肺，肺不肯受，故留结为积，故知肥气以季夏戊己日得之。

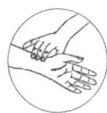

---

[1] 痎（jiē）疟：疟之总称。

翠羽身将吉，颜同枯草殃。

《五脏生成》篇云：青如草兹者死，青如翠羽者生。言察病人之色青如翠羽，谓青而明润也，故曰生。察病人之色青如草兹，谓青而惨暗也，故曰死。

四斤余四两，七叶两分行。

《四十二难》曰：肝重四斤四两，左三叶，右四叶，凡七叶。

肝脉见于三部歌

三部俱弦肝有余，目中疼痛若疝虚，怒气满胸常欲叫。翳蒙瞳子泪如珠。

张世贤曰：疝，少腹下病也。弦脉见于三部，乃肝家有余。目乃肝之窍，有余主目中疼痛，其经还绕阴器而抵少腹，故苦疝虚也。谓疝当作眩，夫弦，肝之本脉也。今三部俱弦，是木不务其德，肝开窍于目，故目中疼痛。经云：木太过甚，则忽忽善怒，眩冒巅疾者是也。夫既曰肝有余，而又曰虚者，何也？所谓有余者，邪气有余。所谓虚者，乃亢则害，承乃制，反自伤而虚也。怒则气上逆，故气满胸膛，常欲叫也。瞳子属肝，肝气盛则翳障疼痛，而泪出也。凡眼科诸书，动言目有五轮，乃以黑睛属肝，瞳子属肾，非也。愚谓当以黑睛属肾，瞳子属肝。何也？以黑睛色黑，当属肾。瞳子色青，当属肝。况水能生木，正以黑睛之水在外，方能养其瞳子之木在内，而常清浮光明。斯千载以来，窥其窍者，叔和一人耳。

肝脉歌

肝软并弦本没邪，

经云：脉来软弱招招，如揭长竿末梢。曰：肝平，故云没邪也。

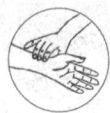

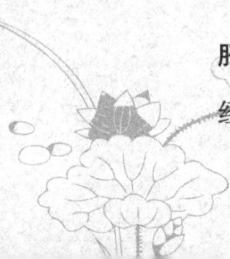

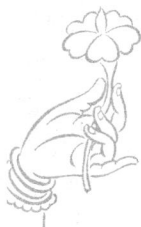

紧因筋急有些些。

紧为寒，肝主筋，寒则筋挛，故紧因筋急，有些些也。

细看浮大更兼实，赤痛昏昏似物遮。

浮为风实，大为火，风火相煽，上为目疾。

溢关过寸口相应，目眩头重与筋疼。

肝脉本弦长，然但当守其本位，今溢关而过于寸口，则木盛矣。木盛则生风，谚曰：树大招风，故为目眩头重之疾矣。

芤时眼暗或吐血，四肢瘫痪不能行。

肝藏血者也，芤为失血之脉，目得血而能视，手得血而能握，足得血而能步。肝脉而见芤，故或为眼暗，并四肢瘫痪之证作矣。

涩则缘虚血散之，肋胀胁满自应知。

肝为血多气少之脏，涩乃气多血少之脉。肝脉而见涩，则知肝虚而血散矣。肋与胁，肝经之所布也。肝不藏血，故气乘其虚而居之，是以肋胀而胁满矣。

滑因肝热连头目，紧实弦沉痃癖基。

肝开窍于目，肝部而脉见滑。是为肝经有火，火性炎上，故热连头目也。

按《医学》云：沉弦紧实四脉，主肾水不能生木，以致肝虚结成癖积，或近脐，或两肋间作痛。基者言其病有根基，而难拔也。

微弱浮散气作难，目暗生花不耐看。

肝为血多气少之脏，微弱浮散，乃肺脉也，为气多血少之脉。今四脉见于肝部，乃血不足。而气居之，故曰气作难也。肝开窍于目，目得血而能视，今血既不足，故目暗生花，而不耐看矣。

甚浮筋弱身无力，遇此还须四体瘫。

肝主筋，取之当于十二菽之重，与筋平者，肝部也。今甚浮则浮而无力矣，浮而无力为虚，虚则无血以荣其筋，筋不得其养，则难以束骨，故四肢瘫痪矣。

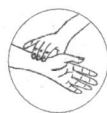

肾脏歌

肾脏对分之，膀胱其合宜。

《四十二难》曰：肾有两枚，重一斤二两，主藏志。《血气形志论》云：足太阳与少阴为表里，谓肾与膀胱为表里也。

按《阴阳应象大论》云：北方生寒，寒生水，水生咸，咸生肾，肾生骨髓，骨髓生肝。肾主耳，其在天为寒，在地为水，在体为骨，在脏为肾，在色为黑，在音为羽，在声为呻，在变动为栗，在窍为耳，在味为咸，在志为恐。恐伤肾，思胜恐，寒伤血，燥胜寒，咸伤血，甘胜咸。《金匮真言论》云：北方黑色，入通于肾，开窍于二阴，藏精于肾。故病在溪，其味咸，其类水，其畜彘，其谷豆，其应四时，上为辰星，是以知病之在骨也。其音羽，其数六，其臭腐。

旺冬身属水，位北定无欺。

《阴阳应象大论》云：北方生寒，塞生水，水生咸，咸生肾，肾生骨髓。

两耳通为窍，

《阴阳应象大论》云：肾主耳。又云在窍为耳。

三焦附在斯。

古之言三焦者不一，其说或云无状有名，或云有状有名，诸论纷然，千载莫决。所谓无状有名者，其说起于秦越人。所谓有状有名者，其说起于《三因方》，不知三焦，原自有二，皆本之于《内经》。奈后之学人，执一不分，遂成疑案。至以手少阳之三膲，混而为上中下之三焦，何其谬也。特未取《内经》诸篇，反复之耳。其一见于《内经·营卫生会》篇曰：上焦如雾，中焦如沤，下焦如渎。观其如雾、如沤、如渎，而且判之以上中下，则其为无状有名可知矣。其二见于《内经·本脏》篇曰：密理厚皮者，三膲膀胱厚。粗理薄皮者，三膲膀胱薄。疏腠理者，三膲膀胱缓。皮急而无毫毛者，三膲膀胱急。毫毛美而粗者，三膲膀胱直。稀毫毛者，三膲膀胱结也。观其与膀胱同其厚薄，同其

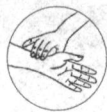

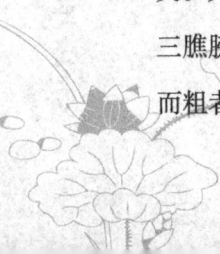

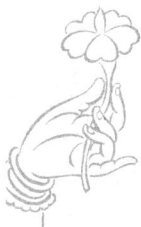

缓急，同其直结，则其为有状有名，又可知矣。要知《营卫生会》篇所云乃无状有名之三焦，主营气卫气宗气者也。《本脏》篇所云乃有状有名之三膲，与手厥阴为表里，配十二经络者也。若云手少阳之三膲，即上中下之三焦，则是五脏五腑，皆在手少阳之中矣。假令手少阳有病为热，当治之以寒，俾十二经俱寒之可乎？又令手少阳有病为寒，当治之以热，俾十二经俱热之可乎？若云自有手少阳引经之药，不犯他经，则非上中下之三焦，不辨而自明矣。大抵无状有名之焦字，无有月傍，当以平声读。有状有名之膲字，从以月傍，当以去声读。或曰三膲既与手厥阴为表里，而又曰附于肾者何也？以《灵枢·本脏》篇有曰：肾合三膲膀胱。《本输》篇亦曰：少阳属肾。故诀曰：三膲附在斯也。戴起宗不玩《本脏》《本输》二篇之旨，谓三膲非肾所附，而据改为二阴窍附，何其愦愦也。

按《三十一难》曰：三焦何禀何生？何始何终？其治常在何许？可晓以不？然。三焦者，水谷之道路，气之所终始也。上焦者，在心下，下膈在胃上口，主纳而不出。其治在膻中，玉堂下一寸六分，直两乳间陷者是。中焦者，在胃中脘，不上不下，上腐熟水谷，其治在脐傍。下焦者，在脐下，当膀胱上口出，分别清浊，主出而不内，以传导也。其治在脐下一寸，故名曰三焦。其府在气街，一本云冲字。

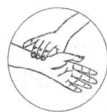

味咸归藿豆，

洁古曰：肾象水而味咸，藿与豆皆咸，故归之也。《脏气法时论》云：脾色黄，宜食咸大豆，豕肉栗藿皆咸，而此谓归肾者，何也？王冰注云：乃谓利关机之义也。肾为胃关，脾与胃合，故假咸柔耎以利其关。关利而胃气乃行，胃行而脾气方化，故应脾宜味与众不同也。

精志自相随。

《三十四难》曰：肾藏精与志也。

沉滑当时本，

肾脉当沉实而滑，《平人气象论》云：平肾脉来喘喘累累，如钩按之而坚，曰肾平。按之而坚者，沉而实也。喘喘累累者，滑也。

按《人镜经》云：肾脉沉而软滑，肾合骨。肾脉循骨而行，持脉指法，按至骨上而得者为沉，次重以按之，脉道无力而濡，举指来疾流利者为滑。

浮摊厄在脾。

摊，缓也。云岐子曰：肾旺冬，其脉当沉而滑，今反浮而缓，是土来乘水，故云厄在脾。

色同乌羽吉，形似炭煤危。

《五脏生成》篇云：黑如乌羽者生，谓黑而明润也。又云黑如炲①者死，谓黑而惨暗也。

按《玉机真脏论》云：真肾脉至，如指弹石，辟辟然，色黑黄不泽，毛折乃死。

冷即多成唾，焦烦水易亏。

《四十九难》曰：肾主液，自入为唾。张世贤曰：水盛则火灭，火灭则气冷。气冷则水溢于上而多唾，火盛则水干于内而烦躁，烦躁则津液衰而好饮也。

奔豚脐下积，究竟骨将痿。

《五十六难》曰：肾之积名曰奔豚，发于少腹，上至心下，若豚状，或上或下，无时令人喘逆，骨痿少气，以夏丙丁日得之。何以言之？脾病传肾，肾病传心，心以夏适旺，旺者不受邪，肾复欲还脾，脾不肯受，故留结为积，故知奔豚以夏丙丁日得之。

实梦腰难解，虚行溺水湄。

《淫邪发梦》篇云：肾气盛则梦腰脊两解，不属厥气，客于肾则梦临渊，没居水中。

按《中藏经》云：肾虚梦船溺，人得其时，梦伏水中，盛实则梦临渊投水中。

一斤余二两，胁下对相垂。

说见首节。

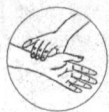

① 炲（tái）：古同"炱"。

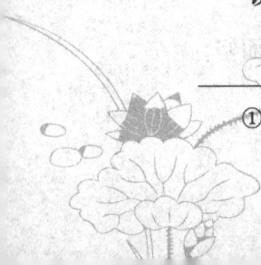

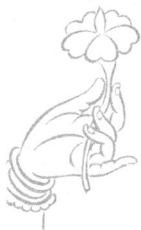

肾脉见于三部歌

三部俱迟肾藏寒，皮肤燥涩发毛干，梦见神魂时入水，觉来情思即无欢。

肾主水，水之性也。寒迟脉为寒，三部俱迟，则知其为肾藏寒也。肾主五液，肾病则无津液以荣养皮毛，故皮肤燥涩，发毛干也。水阴寒之物也，梦入水，从其类也。经云：肾病者虚，则意不乐，故觉来情思即无欢也。

肾脉歌

肾散腰间气。

肾主藏，其脉当沉而实。今脉见散，是为肾气不藏。腰者肾之府。故腰间生气也，他释皆以此属下文，非也。

尿多涩滑并，其中有聚散，聚散且无凭。实滑小便涩，淋痛涩苦，脉涩精频漏。恍惚梦魂多，小肠疝气逐，梦里涉江河。

此言尿多之证，当细察其寒热虚实而治之也。倘诊得其人肾病涩而且滑，则当断之曰：必尿多也。虽然，凡脉可以兼见，滑与涩，其状相反，安可以一部之中而兼见也？要知涩脉为阴，当于沉中取。滑脉为阳，当于浮中得。诊得其人轻手取之，其脉皆聚而滑，及乎重手取之，其脉复聚而涩。浮之中聚而滑，则为火有余。沉之中散而涩，则为水不足。水不足而火有余，故为小便频数之证也。然所谓其中有聚散，聚散且无凭者，何也？言当诊脉之时，须于浮沉中细心审察，不可以浮中见脉道之聚，而尽凭之为滑。亦不可以沉中见脉道之散，而尽凭之为涩也。然余何以作如是之释也？试观下文所云，即知之矣。假令其人脉实而滑，则是浮沉俱滑，此为实火，故当病小便涩而淋痛。若诊得其人脉浮沉俱涩，则为伤精败血，多梦纷纭之证作矣。又肾脉而见涩，为金寒水

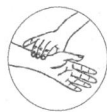

冷，丙火受伤，故为小肠疝气也。肾为水脏，涩为阴脉，水为阴物，故梦涉江河大水。

实大膀胱热，小便难往通。

实大为火，为阳。肾脉见实，则为腑病，为热结膀胱，故小便难往通也。

滑弦腰脚重，沉紧痛还同。

弦为寒，紧则为寒之甚。滑为水之阳，沉为水之阴。经云：北风生于冬，病在肾俞在腰股，寒气在肾，故腰脚重也。至于沉而紧，则寒之甚矣。故腰脚不止于重，而更痛也。

按《经脉》篇云：肾所生病者，脊股内廉痛是矣。

单匀吉无病，浮紧耳应聋。

池氏曰：肾脉浮紧，主肾有风耳。乃肾之窍上攻于耳，是致耳聋也。

肺脏歌

肺脏最居先，大肠通道宣。

肺为华盖，居各脏之上。故曰居先，肺与大肠相为表里。《灵兰秘典论》云：大肠者，传道之官，变化出焉，故云通道宣也。

按《阴阳应象大论》云：西方生燥，燥生金，金生辛，辛生肺，肺生皮毛，皮毛生肾。肺主鼻，其在天为燥，在地为金，在体为皮毛，在脏为肺，在色为白，在音为商，在声为哭。其变动为咳，在窍为鼻，在味为辛，在志为忧，忧伤肺，喜胜忧，热伤皮毛，寒胜热，辛伤皮毛，苦胜辛。《金匮真言论》云：西方色白，入通于肺，开窍于鼻，藏精于肺，故病在背，其味辛，其类金，其畜马，其谷稻。其应四时，上为太白星，是以知病之在皮毛也。其音商，其数九，其臭腥。

兑为八卦地。

肺主西方金气，文王八卦，兑居于西。若以八卦言之，则肺居兑地也。戴

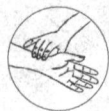

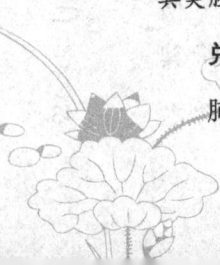

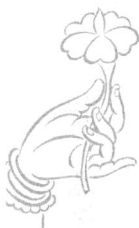

起宗以地字改为说，不通。

金属五行牵。

牵，合也。以五行言之，则肺合于金。

皮与毛相应。

《五脏生成》篇云：肺之合皮也，其荣毛也。

魂将魄共连。

或难曰：肝藏魂，肺藏魄，保以不歌于肝，而并歌于肺也？不知五脏之神，虽各有所属，而其妙在于互融互摄，《四十难》中发明耳闻鼻臭之说，肝木虽属东方，然受气于申，培胎于酉。肺金虽属西方，然受气于寅，培胎于卯。故《参同契》云：举东以合西，魂魄自相拘。释云：举东以合西者，驱龙而就虎也。魂魄自相拘者，移情而合性也。

按《参同契》二八弦气章云：偃月作鼎炉，白虎为熬枢。汞日为流珠，青龙与之俱。举东以合西，魂魄自相拘。释云：今夫龙居于东，虎居于西，虽则各守方隅，却有感通之理。故举东方之魂，以合西方之魄，则龙虎自然交媾，相钤相制，而大药成矣。举东以合西者，驱龙以就虎也，魂魄自相拘者，推情而合性也。

鼻闻香臭辨，壅塞气相煎。

经云：肺气通于鼻，鼻和则知香臭。邪气迫于肺，则鼻窍壅塞不通，而不闻香臭。

语过多成嗽。

肺主气，语言太过，则气伤矣，肺气伤则发嗽矣。

疮浮酒灌穿。

酒，湿热之物也。疮，湿热所生也。肺主皮毛，过于酒则肺经受伤，而皮上生疮矣。

猪膏凝者吉，枯骨命难全。

《五脏生成》篇云：白如豕膏者生，言白而明润也，故曰生。白如枯骨者死，言白而惨暗也，故曰死。

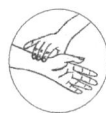

按《玉机真脏论》云：真肺脉至大而虚，如以羽毛中人，肤色白赤不泽，毛折乃死。

本积息奔患，乘春右胁边。

《五十六难》曰：肺之积，名曰息奔。在右胁下，覆大如杯，久不已，令人洒淅，寒热喘咳，发肺壅，以春甲乙日得之。何以言之？心病传肺，肺病传肝，肝以春适旺，旺者不受邪，肺复欲还心，心不肯受，故留结为积，故知息贲以春甲乙日得之.

顺时浮涩短。

肺王于秋，肺主皮毛，故脉浮。肺为气多血少之脏，故脉涩。秋属金，五行之中，为金最少，故脉短。

按《人镜经》云：肺合皮毛，肺脉循皮毛而行。持脉指法，如三菽之重，按至皮毛而得者为浮。稍稍加力，脉道不利为涩。又稍加力，不及本位曰短也。

反即大洪弦。

若秋时见大洪而弦之脉，谓之反四时。何也？洪大属火，火来克金，又且兼弦，弦属木，木能生火。今肺脉洪而且弦，是母挟子势，而反来侮金，风火相炽，而肺金受伤，故曰反也。

实梦兵戈竞，虚行涉水田。

肺气盛，则梦恐惧，哭泣飞扬。《淫邪发梦》篇云：厥气容于肺，则梦飞扬。见金铁之奇物，客于大肠，则梦田野。今诀云实梦兵戈竞，虚行涉水田者，谓肺属秋金，主乎肃杀，肺实故梦兵戈争竞之事。北方属水，乃庚金衰墓之乡，金虚故梦涉于水田也。

三斤三两重，六叶散分悬。

《四十二难》曰：肺重三斤三两，六叶两耳，凡八叶，主藏魄。

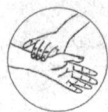

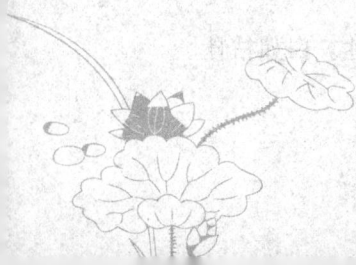

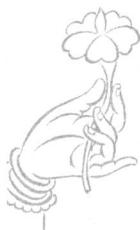

肺脉见于三部歌

三部俱浮肺藏风，鼻中多水唾稠浓，壮热恶寒皮肉痛，颡干双目泪酸疼。浮为风，三部俱浮，则肺为风所伤。肺主气，气者卫也。风伤卫，则卫气不得主于外，与风邪之气相角，循肺窍而出，是以鼻中多水。久则渐传于肺之本脏。风火相煽，煎熬津液，而成涕唾浓痰。卫气者，阳气也。阳气郁而不行，故壮热而恶寒。肺主皮毛，肺伤故皮肉痛。颡者，肺之系也。风火相煎，故干。张世贤曰：金衰不能制木，木火俱盛，故双目流泪而酸疼也。

肺脉歌

肺脉浮兼实，咽门燥又伤，大便难且涩，鼻内乏馨香。

肺脉本浮，今云浮兼实，盖浮而有力也。浮而有力为风。咽门，肺之道路也。今肺有风邪，则咽门燥伤矣。脏病传腑，故大便难且结也。又肺开窍于鼻，上文云鼻闻香臭辨，壅塞气相煎，今肺脉浮而兼实，则肺为风邪所壅，故鼻窍为之壅塞矣。

实大相兼滑，毛焦涕唾粘，更和咽有燥，秋盛夏宜砭。

夫脉之实大为火，滑则为痰，今实大见于肺部，则知火煎熬而成痰矣。咽，肺之道路，肺既有火，则咽燥矣。但此证非暴疾，乃陈年之疾也，每遇秋则作。盖以其肺家素有火邪，当金旺之时，则乘时为虐，故秋盛也。治之者，宜于长夏，当金沐浴之时，迎其气而夺之，至秋则不再作矣。

沉紧相兼滑，仍闻咳嗽声。

沉紧为寒，寒气客于肺，则肺有寒痰，故脉相兼而滑也。肺之变动为咳，肺有寒痰，故见咳嗽声也。

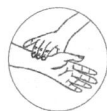

微浮兼有散，肺脉本家形。

微浮而散，秋之毛也，为肺之本脉。

溢出胸中满，气滞大肠鸣。

肺脉当浮涩而短，所谓短者，重手按之缩入关中也。今云溢出，是溢出乎鱼际。肺苦气上逆，肺脉而溢，则是气上逆，而胸为之满矣。肺主气，气盛则传于腑，上盛则下虚；故气下泄，而大肠鸣也。

弦冷肠中结。

肺主气，大肠为传送之官。然大肠之所以传送者，盖赖肺气通畅，有力传送而下也。张世贤曰：肺脉见弦，乃金不足，而妻乘之也。主大肠不温，而为病结，治用温药，其气自通。

芤暴痛无成。

芤，失血脉也。肺为气多血少之脏。肺脉见芤，无血可失，然芤为阳火，火之发也暴，不过临时暴痛，而不能成其大害也。

沉细仍兼滑，因知是骨蒸，皮毛皆总涩，寒热两相承。

肺脉当浮，今脉见沉，是为阳虚。阳虚则生外寒，及乎重手取之。其脉见细，是为阴虚，阴虚则生内热。滑为水中之火，从阳化则热，从阴化则寒，故知其为骨蒸劳热之证。肺主皮毛，肺脉见沉细而滑，则其阴阳两虚，皮毛失养，而寒热交作之证现矣。

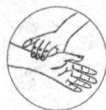

脾脏歌

脾脏象中坤，安和对胃门。

《五运行大论》云：中央生湿，湿生土，土生甘，甘生脾。又云：其性静，其政为谧，皆安和之谓也。《脉经》脾部第三云：脾象土，与胃合为腑，其经足太阴，与足阳明为表里，故曰安和对胃门也。

按《阴阳应象大论》云：中央生湿，湿生土，土生甘，甘生脾，脾生肉，

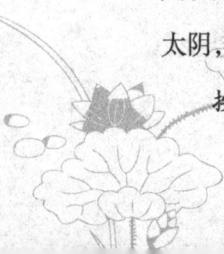

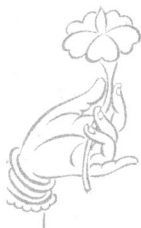

肉生肺，脾主口。在天为湿，在地为土，在体为肉，在脏为脾，在色为黄，在音为宫，在声为歌，在变动为哕，在窍为口，在味为甘，在志为思。思伤脾，怒胜思，湿伤肉，风胜湿，甘伤肉，酸胜甘。《金匮真言论》云：中央色黄，入通于脾，开窍于口，藏精于脾，故病在舌本。其味甘，其类土，其畜牛，其谷稷，其应四时，上为镇星，是以知病之在肉也。其音宫，其数五其臭香。

旺时随四季，自与土为根。

肝旺春，心旺夏，肺旺秋，肾旺冬，每脏各旺七十二日。惟脾则于辰戌丑未之月，土王用事之时，寄王十八日，亦共成七十二日，以终一岁。故《太阴阳明论》帝曰：脾不主时，何也？岐伯曰：脾者，土也。治中央，常以四时长，四脏各十八日寄治，不得独主于时也。脾脏者，常著胃土之精也。土者生万物而法天地，故上下至头足，不得至时也。

磨谷能消食，荣身本在温。

夫脾胃旺，则谷易消，而津液行，足以荣养一身而温暖肌肉。故东垣《饮食伤脾论》云：夫脾行胃津液，磨胃之谷，主五味也。又云：脾受胃禀，乃能熏蒸腐熟五谷者也，故曰磨谷能消食也。经云：饮食入胃，游溢精气，上输于脾，脾气散精，上归于肺，通调水道，下输膀胱，水精四布，五经并行，合于四时五脏，阴阳揆度以为常也。东垣《脾胃论》云：胃者十二经之源，水谷之海也。平则万化安，病则万化危。五脏之气，上通九窍，五脏禀受气于六腑，六腑受气于胃。六腑者，在天为风寒暑湿燥火，此无形之气也。胃气和平，荣气上行，始生温热。温热者，春夏也，故曰荣身本在温也。

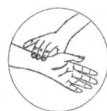

应唇通口气，连肉润肌臀。

《五脏生成》篇云：其华在唇。又曰：其充在肌。《阴阳应象大论》云：土生甘，甘生脾，脾生肉，肉生肺。脾主口，其在天为湿，在地为土，在体为肉，在脏为脾，在色为黄，在音为宫，在声为歌，在变动为哕，在窍为口。故曰：应唇通口气，连肉润肌臀也。

形扁方三五，膏凝散半斤。

《四十二难》曰：脾重二斤三两，扁广三寸，长五寸，有散膏半斤。

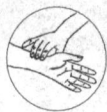

顺频率缓慢。

脾属土，王于四季辰戌丑未之月，每于立春立夏立秋立冬前十八日。是其候也。尤于六月长夏为之正旺，其脉当如春风中之杨柳，阿阿缓大，乃为顺时也。

按《人镜》云：脾脉大而缓，脾合肌肉，故脾脉循肌肉而行，持脉指法如九菽之重。按至肌肉而得者，如微风轻飐①柳梢之状为缓，又稍加力，脉道敦实为大也。

失则气连吞。

熊宗立云：夏以胃气为本，反得脉弦而急，如相连吞咽而来是，肝木克脾土，故为反脉。张世贤曰：气谓脉气也，脉气如相连吞咽而来，即雀啄漏水之脉，脾衰乃见，故曰失矣。据二氏之说，俱以气字为脉气。然熊氏之说，本于李晞范。晞范曰：连吞者，所以形容紧数之状，恐未必然，何也？若以脾脉之反时言，则弦而急矣。连吞是何脉？而足以尽弦急之状也。以愚观之，气字当作口气。

按《内经·宣明五气》篇云：五气所病，脾为吞。又《针经》云：刺中脾十日死，其动为吞。是以知吞为口气言，非为脉状言也。予尝见一人脾病，其口常如连连吞咽之状，至死方休，此之谓也。

按《玉机真脏论》云：真脾脉至弱，而乍数乍疏，色黄青不泽，毛折乃死。

实梦歌欢乐，虚争饮食分。

《淫邪发梦》篇云：脾气胜则梦歌乐，身体重不举，厥气客于脾，则梦见丘陵大泽，坏屋风雨。又《方盛衰论》云：脾气虚，故梦饮食不足。

按《中藏经》云：脾实则梦筑墙盖屋，盛则梦歌乐，虚则梦饮食。不足，厥邪客于脾，则梦大泽丘陵，风雨坏室。

湿多成五泄，肠响若雷奔。

夫脾主湿，湿多则成泄矣。《五十七难》曰：泄凡有几，皆有名否？然。泄

---

① 飐（zhǎn）：风吹颤动。

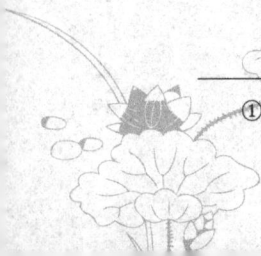

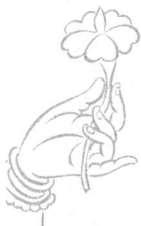

凡有五，其名不同。有胃泄，有脾泄，有大肠泄，有小肠泄，有大瘕泄，名曰后重。胃泄者，饮食不化色。黄脾泄者，腹胀满泄注，食即呕吐逆。大肠泄者，食已窘迫，大便色白，肠鸣切痛。小肠泄者，溲而便脓血，小腹痛。大瘕泄者，里急后重，数至圊而不能便，茎中痛。此五泄之法也。《脉经》云：脾病者，虚则腹胀，肠鸣溏泄食不化，取其足太阴阳明少阴血也。

痞气冬为积，皮黄四体昏。

《五十六难》曰：脾之积，名曰痞气。在胃脘，覆大如盘，久不愈，令人四肢不收，发黄疸，饮食不为肌肤，以冬壬癸日得之。何以言之？肝病传脾，脾病传肾，肾以冬适旺，旺者不受邪，脾复欲还肝，肝不肯受，故留结为积，故知痞气以冬壬癸日得之。

二斤十四两，三斗五升存。

《四十二难》曰：人肠胃长短，受水谷多少，各几何？然。胃大一尺五寸，径长二尺六寸，横屈受水谷三斗五升，其中常留谷二斗，水一斗五升。又曰：胃重二斤十四两，纡曲屈伸，长二尺六寸，大一尺五寸，径五寸，容谷二斗，水一斗五升。张世贤曰：此歌言脾，今并及胃者，脾胃相连故耳。

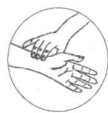

脾脉见于三部歌

三部俱缓脾家热，口臭胃翻常呕逆，齿肿龈宣注气缠，寒热时时少心力。缓脉属土，三部俱缓，则为土太过矣，故曰脾家热。脾开窍于口，故口臭。《经脉》篇云：脾虚则吐，故胃翻常呕逆也。脾与胃相连，胃之经脉，上入齿中，还出挟口，环唇，下交承浆，故曰齿肿龈宣。脾病有寒热证，如少阴司天，四之气主客，湿土寒热是也。心，脾之母也。子病则耗母气，母亦因之而病，故寒热时时少心力也。有所谓注气者，如尸注、鬼注、劳注，及注夏、注船之类，

皆谓之注。其病注于阴阳气血之内，不可名状。其人饮食懒进，面[①]黄羸瘦寒热时时，四肢无力，以月以年，缠绵不已，是皆注病之情状也。土性缓，故其脉其病亦缓。

按《灵枢·邪气脏腑病形》篇曰：缓者多热。仲景曰：缓者阳气长。又曰：缓则胃气有余。王海藏曰：缓大而长为热。张景岳曰：缓者纵缓之状，非后世迟缓之谓，故凡纵缓之脉多中热，而气化从乎脾胃也。

脾脉歌

脾脉实并浮，消中脾胃亏，口干饶饮水，多食亦肌虚。

阿阿缓弱春扬柳，乃脾之本脉也。经云：善者不可得见，恶者可见。今脾脉实而且浮，是为土中有火，火炎则土燥，故为消中之病矣。诸脉以实为实，以虚为虚，惟脾脉则以实为虚，何也？以脾胃本和缓故也。《经脉别论》云：食入于胃，散精于肝，淫气于筋，食气入胃，浊气归心，淫精于脉，脉气流经，经气归于肺。肺朝百脉，输精于皮毛，毛脉合精，行气于府，府精神明，留于四脏。气归于权衡，权衡以平气口，成寸以决死生。饮入于胃，游溢精气，上输于脾，脾气散精，上归于肺，通调水道，下输膀胱，水精四布，五经并行，合于四时，五脏阴阳，揆度以为常也。若土中有火，则饮食易于焦熬，不能化行津液，上输于肺，散精于脾，以荣养肌肉，故口干饶饮水，多食亦肌虚也。

按帝曰：诊得胃脉病形何如？岐伯曰：胃脉实则胀，虚则泻。

按《儒门事亲》云：八卦之中，离能烜物，五行之中，惟火能焚物，六气之中，惟火能消物。故火之为用，燔木则消而为炭，焚土则消而为伏龙肝，炼金则消而为汁，石则消而为灰，煮水则消而为汤，煎海则消而为盐，干汞则消而为粉，熬锡则消而为丹。故泽中之潦，涸于炎晖，鼎中之水，干于壮火。盖

---

① 面：清抄本作"而"，据珍本改。

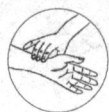

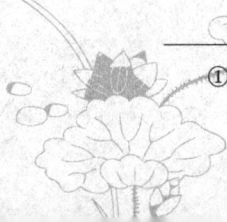

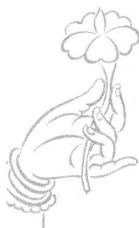

五脏心为君火正化，肾为君火对化。三焦为相火正化，胆为相火对化。得其平，则烹炼饮食，糟粕去焉。不得其平，则燔灼脏腑，而津液竭焉。入水之物，无物不长，入火之物，无物不消。夫一身之心火，甚于上，为膈膜之消。甚于中，为肠胃之消。甚于下，为膏液之消。甚于外，为肌肉之消。上甚不已，则消及于肺。中甚而不已，则消及于脾。下甚而不已，则消及于肝肾。外甚而不已，则消及于筋骨。四脏皆消尽，则心始自焚而死矣。故《素问》有消瘅、消中、消渴、风消、膈消、肺消之说。消之证不同，归之火则一焉。故消瘅者，众消之总名。消中者，善饥之通称。消渴者，善饮之同谓。惟风消、膈消、肺消，此三说不可不分。风消者，二阳之病。二阳者，阳明也。阳明者，胃与大肠也。心受之则血不流，故女子不月。脾受之，则胃不化，故男子少精，皆不能成隐曲之事。火伏于内，久而不已，为风所鼓。消渴肠胃，其状口干，虽饮水而不咽，此风热格拒于贲门也。口者，病之上源，故病如是。又经曰：二阳结谓之消，此消乃肠胃之消也。其善食而瘦者，名曰食亦，此消乃肌肉之消也。

单滑脾家热，口臭气多粗。

脾胃者，应唇而通口气者也。今脾脉见滑，则脾家有热，而口气臭矣。脾有火则上蒸于肺，而清肃之气不行，肺叶举而口气粗矣。

涩即非多食，食不作肌肤。

夫脾主中州而能摄血，故曰营出中焦。脾阴足则磨谷能消食，而连肉润肌臀矣。涩为血少，今脾脉而见涩，则为脾虚血少。脾既虚，则饮食不甘美，故曰即非多食也。纵强食之，亦不能作肌肤矣。熊氏谓脾脉见涩，是心火虚，故令脾土无生气，其说亦太转折，张氏谓其涩为肺脉，见于土部，是子来母位，实邪为患，故能多食，不多食则肌肉消瘦矣。其说更悖。

微浮伤客热，来去作微疏。

熊宗立云：脾部脉微而浮，是外之风邪热毒，客舍于脾也。故乍热乍止，如客之往来，非本经之正病，但安其脾胃，则自愈矣。

有紧脾家痛，仍兼筋急拘，欲吐即不吐，冲冲未得疏。

《经脉别论》云：食入于胃，散精于肝，淫气于筋，紧则为寒。脾胃而见紧

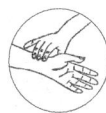

脉，是为内伤生冷。木气郁于土中，不得发越，故腹痛而筋急，欲吐不吐，即呕逆也。呕逆则气扰乱于胸中，而冲冲未得疏泄。若能得一吐，则木气条达而复伸，筋自不拘，腹痛自止矣。

若弦肝气盛，妨食被机谋。

此为木来克土，必致妨碍饮食，而为贼邪所谋害矣。

大实心中痛，如邪勿带符。

脾脉大实，则为脾有实邪，而为心中痛者，何也？按《经脉》篇云：脾足太阴之脉，起于大指之端，入腹属脾，络胃，上膈，挟咽，连舌本，散舌下，其支者，复从胃别上膈，注心中。又云：脾病为心下急痛。故曰：大实心中痛也，脏病则传于腑，足阳明胃经是也。足阳明病，则登高而歌，弃衣而走，故曰如邪勿带符也。

溢关涩退场门，风中见羁孤。

脾属土，其性镇静，其畏风木，开肌腠也。其液为涩，脾气不足，则所胜侮之。脾土被克而起，致中州无权，风木之邪肆虐，故风痰壅塞于上，而涩液溢出于口，此为太阴中风之证。太阴，脾土也。脾土主灌溉四傍，今既中风，则如人之羁旅孤危，而一无所依助也。

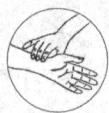

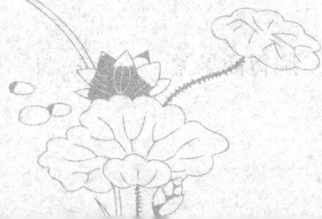

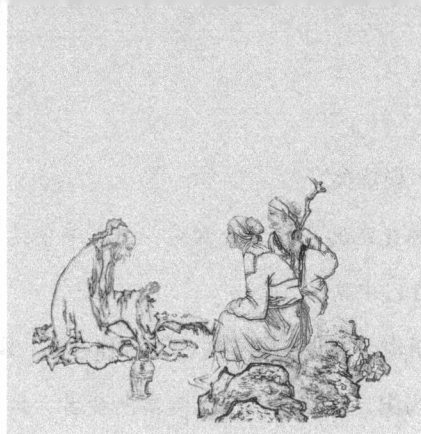

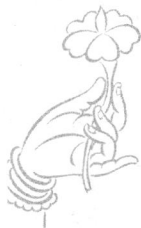

卷 三

七表八里脉总论

　　余尝读洁古表里诸论，言言合理，字字入微，深得叔和之旨。但含蕴幽元，难以晓畅，每欲为之诠释，而捉笔无从。偶于广陵市肆中，得一写本，捧读之，乃洁古表里诸论之释义也。亡其姓氏，不知出自谁手，而乃逐节疏钞，亦自可观。但于鲁鱼亥豕之文，未见具眼，如《七表脉交变略例论》中有云"夫标本者，太阴有标本之化"数语，要知太阴之阴字，乃太阳之阳字传刻之误耳。释之者，纵不便为之窜改以校前贤，亦不当为之强释以误后学，且不达《内经》标本之旨，而以太阳属君火，太阴标寒本热等语，悖谬极矣。然而诠注之苦心，不可泯灭，余姑存之，取其长而略其短，至于分条析理，注述详明，殆有望于后之君子云。

　　七表者，浮芤滑实弦紧洪也。八里者，微沉缓涩迟伏濡弱也。

　　凡奇数，阳之数也。七道表脉皆属阳，其邪从前而外来者，谓之实邪，主发越而去之。其脉先自外而渐传于内，初起脉见浮紧洪，发散之后，或见弦滑实。若是人素禀弱，又或有内伤者，其人迎脉必芤，此皆阳脉也。

　　凡偶数，阴之数也。八道里脉，皆属阴，其邪从后而内入者，又云内踝而入者，谓之虚邪，必须温中理中之法治之。故沉脉中见迟伏缓涩濡弱也。若单

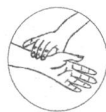

见微缓之脉，此乃表里俱虚矣。

按七表脉，以浮脉先定其表。其余六道，俱在浮中见。八里脉以沉脉先定其里，其余七道，俱在沉中见。

七表阳也，八里阴也。表脉多见于左，而客随主变。客为不应得之脉也。

邪在外为表证，为阳，为客邪。客病为本所变者，是本经不应得之脉。因正气复，则邪气自退，本经脉复又如至，故曰客随主变。

里脉多见于右，又而主随客变。主脉者，本脏正脉也。

邪在内为里证，为阴，为主病。本病为客所变者，是本经应得之脉，因邪气传里，则正气为邪所制。本经为不应得之脉变焉，故曰主随客变也。

按本经脉，各脏本脉也，为主。客邪不能侵其本经。是本经正气不受其邪，则客病退矣，是主能变客。

左手三部所主温风寒也，温风寒病得于外。

温风寒，是天地时行之气，时或温气流行，时或风邪播动，时或厉气凝寒，此皆外来之邪，从表而入者，岂不为病得于外耶。

按：温风寒为天地厉气，从外所感，由天之五运之气而时行者，岂不为得之于外。

右手三部所主于燥湿暑也，燥湿暑病生于内。

燥湿暑者，是阳明燥金生火，太阴湿土生湿。暑者，热邪也。天地交泰之后，令亢阳一伏，阴土湿气交蒸而为暑。阳明为湿土相蒸，而亦为暑热也，岂不为病在于内耶。

此脉法之大概，及其互相变见。或表脉见之于右，或里脉见之于左，或阴阳更相乘，或阴阳更相伏，或一脉为十变。一为阳，十为阴。脉理精微，非一言可尽。然其要不越乎阴阳五行而已。

此脉法之大概，承上文而言，见得表里三部。所主温风寒燥湿暑，互相交互。或七表证见八里脉，八里证见七表脉，此其互相变化，自是主随客变，客随主变。或邪气盛，而正气为邪气所乘。正气胜，而邪气为正气所伏。或阴证见而为阳，或阳证变而为阴。两相变化，由阴阳两相摄伏，正谓天一生水，地

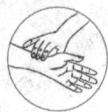

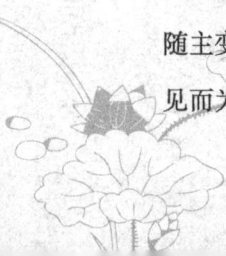

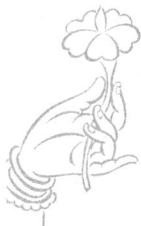

二生火，天三为少阳，地四为少阴，天五为阳明，地六为厥阴，天七为太阳，地八为太阴，天九阳极而生阴，三阴伏内，地十阴极而生阳，一阳初动，故曰一脉为十变也。天地阴阳，二气之理，生生不已，变化无穷，故阴阳相乘相伏，互相交而又互相化也。变则成天地阴阳乘伏之制，化则为阴阳五行和合之义也。经曰脉理精微，非一言可尽者，正此谓也。

按：互相变见，谓表里之脉。互相传变不一，或左手得右脉，或右得左手脉，总之阳与阴气交感，在阴证得阳脉，阳证得阴脉，有阴阳相乘相伏，以生变化，故曰一脉而为十变也。非一宗脉变为十宗脉之说，举其大概之说也。当临证之时，各类而推之。一脉未必一脉，可终其证也。

表脉有七里脉有八，共十五脉也。五行分之，各得三脉，三五一十五也。

五脏属五行，金木水火土也。每脏脉有三部，浮中沉三法也。浮以审其外，沉以审其内，中则内外之关，以审其表里阴阳虚实之理。各脏得三脉，五脏合而言之，一十五脉也，详见下文。

浮涩弱属金，弦紧伏属木，滑沉濡属水，𡒋实洪属火，微缓迟属土每三部俱有轻重之分，至于五行当更相平，一有不平者，客即见焉。

此言各脏本经脉，每脏脉形有三分，分辨虚实。肺脉本令浮，实则涩，虚则弱。肝脉本令弦，实则紧，虚则伏。肾脉本令沉，实则滑，虚则濡。心脉本令洪，实则实，虚则𡒋。脾脉本令缓，实则微，虚则迟。当云实则迟，虚则微。所以分别轻重，即分别虚实也。五行各得本令平和之脉，则无病矣。一见轻重之异，即生病焉。

按评云：表里共十五道脉，五行分开一看，即所谓金木水火土解。注中分辨五脏虚实，在轻之中本脏，是本合正脏，但有不应得之脉，即为病也。部部要分辨，临诊详察之。

或谓内伤则善矣，谓外感莫或之当耶，殊不知天地之间，六气依于五运，人身即小天地，外邪所感，莫不从其内而见焉。假令外感风湿，亦当云温。则木火有余，而土金不足，水不能制乎火矣。外感乃外邪所感，致五行不平也。夫内伤不过五内受伤，五脏认其损益，善治者易以治之。然或有内伤而兼外感

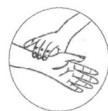

卷三

57

者，则难以胜其证。岂知内以审其五行所亏，外以察其风温寒所感之邪。详其受证，在何经何脏腑，则莫不见焉。经云：外感风温之邪，则木火有余，肝脏邪既胜，而脾肺二经受其制，土中金气为木所乘，土无短水以生，则木气干上，而君火随盛，肾中源流之水，不能上升矣。盖四脏相乘，五行损其二，何以得其安和而平也。

按评云：或谓内伤之语，言五行分辨，在内伤之病，可以易推。若或外感，犹恐客邪之脉，或见七表，或见八里，难以推测。本合正脉之虚实，以谓莫或之当耶，此之说也。果外感之证，文中假云云，依于五脏本脉，各类而推，则知金水木火土之理，次明虚实贼微正之邪，而又审察弦洪涩缓沉为主脉，而令本脏非弦非洪，非涩非缓非沉，是本部不应得之脉，为客邪之标病也，非本病主脉也，以是推详，何得错乱？

内伤乃五内自伤，五行自不能平也。

五内，心肝脾肺肾是也。内伤乃五脏亏损，或七情所感，六欲所伤，五行金木水火土，相克相贼，自是不能安和而平也。

先明金水木火土之理，次察虚实贼微正之邪，更复辨其部分之浮中沉，而又当详审乎主脉客脉之相合，何为主？弦肝洪心涩肺缓脾沉肾是也。何为客？本部不应得之脉皆客也。能如是，然后内伤外感，主客标本之病。是者是，非者非，夫何差错之有？

天地五行相生，金生水，水生木，木生火，火生土，土生金。金生水不已，故天地位焉，万物育焉，一有不然，则阴阳不和。五行必致，虚实不平。或又为贼微正三邪所感，如金克木，木克土，土克水，水克火，火克金，皆贼邪也。至于微邪正邪，如夫乘妻，子扶母，母抑子之类，可审辨而推察之。须有浮中沉三看之法，而当知其本部应得之脉，是为主脉。若不应得之脉，则为客脉也。当审而明之。然后内伤何脏？何脏虚？何脏实？与两脏之相干相乘，相抑相扶，皆知轻重之分。外感是贼邪，实邪微邪正邪，或在标，或在本，则是非立见，指下了然，何有差错？

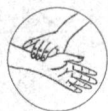

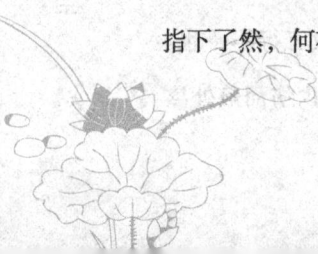

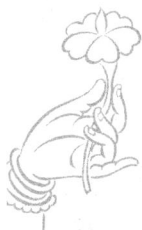

七表脉交变略例论

洁古曰：七表脉者，是客邪来伤主，乃阴乘阳也。其证若身热外阳恶寒，内阴是外阳而内阴见也。七表脉，但热而不恶寒者，表里俱属阳是内外皆阳也。七表证，自汗恶风，却得八里脉者阳证见阴脉，当用麻黄散其阳邪桂枝实其阴分各半汤。如八里证，自汗恶风，得七表脉阴证见阳脉，亦用桂枝麻黄各半汤。有汗不恶风者腠理虚，黄芪白芍汤。无汗不恶寒者正邪，葱豉汤。脉如浮滑而长为三阳，禁不可发汗。经曰：阳实阴虚，汗出而死。

凡外感之邪，皆为客邪也。其病自外而入，循外踝上背络颠顶，以入腹。人身之背属阳，腹属阴，阳气被外邪所乘，而阳气不能外卫，其证发热恶寒者，是外阳而内阴也。七表证，发热不恶寒者，是内外皆阳。七表证自汗恶风，却见八里脉者，是阳证得阴脉也。主弱而客强，故用麻黄而兼桂枝各半汤，一以实其表而助阳，一以扶其标而泄阴也。八里证，外不发热，自汗恶风，而脉是七表之脉，此为阴证见阳脉，内阳而外阴也。当扶阳而祛阴，故用桂枝兼麻黄各半汤也。有汗不恶风者，是阳中虚邪所致，要实其腠理，故用黄芪白芍汤。无汗不恶寒者，或只发热，此为实邪，故用葱豉汤。脉若浮滑而长，此是三阳俱病，半表半里之证，不可发汗，恐误发汗，亡阳而死。故经曰：阳盛阴虚，汗出则死也。

按评云：此一段只体贴注解，议论会悟，外阴内阳，外阳内阴之理，内外或皆阴，内外或皆阳，脉属阴属阳，证属阴属阳，如此推测，自然不误。

仲景曰：脉浮当汗，三阳当汗者，谓阳中有阴。夫表者，是阳分也。脉浮，亦阳分也，浮脉客阴也，故当发汗。且阳中有阴者，阳乃荣卫之分，客阴自外而入居之，故宜耗出而发去之。《经》曰：在上者因分而越之，此说非谓阳中有形迹之阴，是阳中客邪之阴证，居其表也。

当发汗之证，是尺寸俱浮，阳中有阴也。客邪也，标病也，表之表也。客

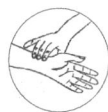

邪自外而入，在荣之外、卫之间，故脉浮宜发汗而耗去之。经曰：在上者因而越之。是在太阳也，太阳自颠顶而上，其邪循背而行于上，可以越而去之，此所谓客邪未入于内也。是无形之阴邪，居其表者。故仲景之法，当汗而愈焉。

按仲景论中，凡脉浮当汗。又三阳俱病，不可汗。但阳分中有客邪，即当汗。何以为客？阴在阳分中也。假如七表之脉，外证发热恶寒，又无汗或作烦渴烦躁，只审其但兼恶寒可汗，不兼恶寒，三阳中皆阳也，不可汗，慎之慎之。

夫三阳之表，是三阳标也。无形经络受客阴，乃表之表也。乃阳中阳分也，宜发其客阴之邪别本其字作去字。故前说阳中有阴当汗。

三阳者，太阳阳明少阳也。三阳之标邪，在太阳之上，尚未入阳明少阳，其证头身背痛，为无形中阴邪也。无形经络受客邪，乃表之表，宜发去客邪，而阳分中之客阴，因汗而愈，洵[①]不诬矣。

若是三阳之里，是三阳本也。主有形受邪，膀胱与胃是也。既受在有形之处，惟宜利小便，下大便则愈。此乃阳中之阴也。此说言主，前说言客，若不穷主客邪正之理，必伤人命。

三阳之里，谓病入阳明本也。阳中客阴，传入于胃，主有形受邪，谓邪入于胃中糟粕也。胃与膀胱俱在有形之处，胃中饮食变化而成糟粕，其受盛之物，乃成受邪之物也，岂不为有形之邪耶？故宜下大便而利小便也。所谓阳中之阴，非客阴也，是主病也，本病也。明其主客之理，自不误治之矣。

三阴当下者，夫三阴者，藏也。外无所主，内无所受，所主者皮毛血脉肌肉筋骨耳。无所受者，无所受盛也，在三阴经络中，有邪者是为无形，乃阴中之阳，可汗而已。是经络无形受客邪，当发汗去之，为三阴标之病也。

三阴属里，夫三阴受邪，必归于太阴，而复还于阳明。何也？太阴从标本而化，归于受盛之官，变化出焉。为有形迹之阴邪，自当下之而愈。若是无形中所受，乃三阴标之病也。外有所主者，谓脉尚系弦紧洪滑等，至七表之脉也。病虽传里，而经络之中，尚为客邪也，是三阴之标，未入三阴之本者。若入三

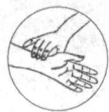

---

① 洵（xún）：诚实，实在。

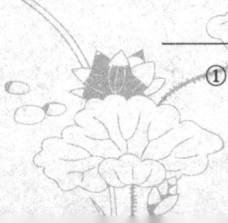

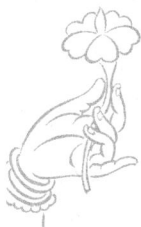

阴之本，则所受盛矣。经曰：无形之邪，乃阴中之阳，故曰可汗。谓还当解表，不可擅下也。至于三阴之本，当下之证，解见下文。

三阴本者藏也。盛则终归于胃，是有形病也。当自各经络中药入胃去之，此乃三阴当下也。是为阴中之阴，可下而愈。此为主之阴，非是客邪之阴也。夫客主共论，阴中有阳，当下去之者，阴中者主也。有阳者客邪也，言阴经中受阳邪，染于有形物中，不得出者可下。

三阴之本，本之本也。里之里也。里证若盛，则燥渴，其脉必实，是客阴归于阳明，为有形迹之阴，乃主中之阴，非客邪之阴也。经曰：经络中受阳邪，更染于有形物中，其阳邪积于脏腑不得出者，故当下之而愈也。

略说八里，乃阳乘阴也。其证身凉四肢厥，恶热，是外阴而内阳也。但寒不热不渴者，是内外皆阴也。仲景云：厥深热亦深，厥微热亦微，口伤烂赤，因发汗得之。

八里之证，病在乎内。阳邪乘于阴经，邪入三阴也，阳邪客阴也。三阴经络，主阴也。客阳传于主中之阴，故曰阳乘阴也。故证身凉不发热，四肢属阳，但阴盛阳盛，故四肢冷厥，而又恶寒者，是阴中有阳，为外阴而内阳也。若是四肢冷厥，不恶寒，不作渴，是内外皆寒，内外纯阴之证也。仲景云：热深厥亦深，热微厥亦微，口伤烂赤者，此又一阳证也。乃阳盛阴虚，因医家误发汗而致之者。《内经》曰：三阴可温，而不可汗者宜也。

夫七表八里，发汗吐下，治伤寒必当仔细论之。七表八里，互相交变，乃坏证。来此节疑有脱简理脉中，一说六脉交变，浮滑长为三阳，乃阳中有阴。沉涩短为三阴，乃阴中有阳，当审察表里，分其内外，以辨虚实，治从标本，万举万当。

治伤寒要分辨阴阳虚实标本轻重之法，七表八里，互相交变，不可不细论之。六脉交变，浮滑长为阳脉，沉涩短为阴脉。三阴三阳，两相交而两相变，有阳变而为阴，有阴变而为阳者。如七表证，而得八里之脉，此阳证见阴脉，为坏证也。八里证而得七表之脉，此阴证见阳脉，可以生也。阳中有阴，阴中有阳，变化无穷，可不认其阴阳虚实表里标本而治之也哉。

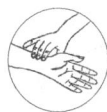

夫标本者，太阴有标本之化，少阴亦然。阴字乃阳字之讹。太阳标热而本寒，从此生七表。少阴标寒而本热，从此生八里。太阴标本皆阴，少阳标本皆阳。惟阳明与厥阴，不从标本，从乎中也。此举六气之标本也。

太阳标热而本寒者，太阳属君火，故标热本寒者，谓应膀胱，膀胱属水，所以本寒。少阳胆经，禀肝木，木中有火，所以标本皆阳。阳明属胃，燥土也，谓四脏寒热之气，皆归于土，而能变化，所以无标本之应。土居中央，故曰从乎中也。从此生七表也。太阴标寒而本热者，太阴湿土，为柔和之土也。土中有湿气而生焉，故曰标寒。而又与阳明胃之燥土，同归一经，所以本热也。少阴有标本之化者，少阴属肾。标应膀胱水，本应三焦火，水与火交，所以有标本之化。厥阴属胆，厥阴胆经，居于左胁，故不从标本，而木气只干脾胃，禀于两关，故曰从乎中也，从此生八里也。所谓六气之标本者，温风寒，外来之邪，从标而入者。燥湿暑。内生之邪，从本而出者。

按《六微旨大论》云：少阳之上，火气治之，中见厥阴。阳明之上，燥气治之，中见太阴。太阳之上，寒气治之，中见少阴。厥阴之上，风气治之，中见少阳。少阴之上，热气治之，中见太阳。太阴之上，湿气治之，中见阳明。所谓本也，本之下，中之见也。见之下，气之标也。本标不同，气应异象。

叔和所载者，是七表八里。九道脉诀，二十四道脉之标本也。皆有从标从本，从乎中。假令太阳少阴，各有标本之化，太阳脉浮，少阴脉沉，此乃浮沉交。

叔和所载，七表八里，时为伤寒虚实而设，又立九道脉，诸天地九九之数，共成为二十四道脉之标本也。标以明其表阴也，本以明其里阳也。中能变化，从乎中土也。所谓太阳少阴，各有标本之化者。阳浮而动，故阳邪为天行之气。阴沉而静，故阴从中土而出。标入于本，而本能变化。故浮与沉交，要不越乎二十四道脉之标本也。

《内经》曰：若从标本论之，是为长短交。长以发汗，短以下。长曰阳明，短曰太阴。长者阳明，当解表利小便。短者太阴，当下。土郁则夺之，令无壅碍，故长脉发之。短脉下之者，是滑与涩交。滑居寸而热，涩居尺而寒。滑居

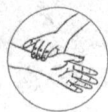

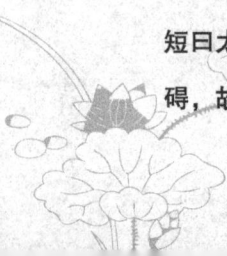

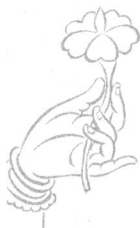

尺而热，涩居寸而寒。涩脉居尺寸皆损气，滑居尺寸皆助阴阳。《内经》云：脉滑曰生，脉涩曰死。此是三阴三阳，变化表里，略举数端，随脉条下，尽穷其理，有不尽者，于各部脉说内详之。

伤寒脉滑曰生，脉涩曰死。三阴三阳，表里交变。滑脉为阳，涩脉为阴。有阳证而得阳脉者，有阴证而得阴脉者，有阳证而得阴脉者，有阴证而得阳脉者，阴阳变化。则脉有滑与涩交，是为阴阳中交变。至若长与短交，是为表里中变化。浮与沉交，亦是为表里中交变。类而推之，于滑涩交。总之滑者吉，涩者凶。不过一表里虚实阴阳，互相交变而已。此论略说数端，最尽其理。学人当神而明之，自然了于心矣。

七表脉

浮脉指法主病

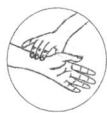

一浮者阳也，指下寻之不足，举之有余，再再寻之，如太过曰浮。主咳嗽气促，冷汗自出，背膊劳倦，夜卧不安。

浮，阳金也。何谓阳金？谓金之有余也。凡所谓有余者，乃邪气有余，所谓不足者，乃正气不足。今于指下重手寻之，只觉其不足，谓里之正气不足也。复于重手之中，而渐举之，则又觉其有余，谓表之邪气有余也。试于举之之中，再再推寻之，而又觉其如太过，谓浮而有力也。刘氏曰：浮而有力为风，何以言之？夫寒伤营，风伤卫，营为血，卫为气，肺主气，其变动为咳，肺苦气上逆，今肺受风邪，故咳嗽气促。卫者所以卫护一身者也。卫为风邪，头伤则不能卫护，一身元府开而营气外泄，故冷汗自出也。背膊劳倦者，肺之俞在肩背，肺病故背膊劳倦也。夜卧不安者，因咳嗽气促，不得安寝也。洁古则治以小柴胡汤主之。夫叔和之所谓浮者如此，故其主病亦如此。戴起宗乃胶柱鼓瑟，滞

脉诀乳海

于脉之名字，以板定后人眼目，于二十四道脉之中，或改其指法，而存其主病，或改其主病，而存其指法，至使病脉不相当，误人非浅。予今悉遵旧章，不移一字，顺其文以释之，庶免割裂之患也。以下二十四脉悉仿此。

按《脉经》云：浮脉举之有余，按之不足。一曰浮于指下。又云浮为风，为虚。

【歌曰】

按之不足举有余，再再寻之指下浮，

脏中积冷营中热，欲得生精用补虚。

凡脉浮以候表，沉以候里。今按之不足，是为里虚，故曰脏中积冷。举之有余，是为表有邪，故曰营中热。池氏曰：乍病见浮脉，乃伤风邪。久病合见沉弱之脉，今见浮脉，乃里寒表热。里寒而阴阳不和，阳盛则表有风热，里虚则脏中积冷。治之者，须调其营卫，补其津液，勿谓脉浮而有表邪，专事发表可也。张世贤曰：诊脉之法，在内者沉取之，按而得之。在外者浮取之，举而得之。有余为热，不足为寒。今按之不足，脏中积冷也。举之有余，营中有热也。阴不足而阳有余，治之宜地骨皮散，其说亦是。

按经云：浮而大者风。又云：浮而大者中风，头重鼻塞。又云：浮而缓，皮肤不仁，风寒入肌肉。又云：浮洪大长者，风眩癫疾。又云：浮洪大者，伤寒秋吉，春成病。又云：浮而滑者，宿食。又云：浮滑而疾者，食不消，脾不磨。又云：浮而细滑伤饮。又云：浮而急病伤寒，暴发虚热。《千金方》作伤暑，经云：浮而绝者气。又云：浮短者，其人伤肺，诸气微少，不过一年死，法当嗽也。又云：浮而数中水，冬不治自愈。又云：浮滑疾紧者，以合百病又易愈。又云：阳邪见浮洪，阴邪来见沉细。又云：微浮秋吉冬成病。又云：微浮虽甚不成病，不可劳。

又按《丹溪心法》拔萃方，人参地骨皮散，治脏中积冷，荣中热，按之不足，举之有余，此乃阴不足，阳有余也。茯苓五钱，知母、石膏各一两，地骨皮、人参、柴胡、生地黄、黄芪各两半。上锉，每服一两，姜三片，水二钟，

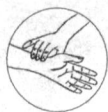

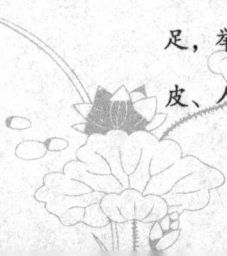

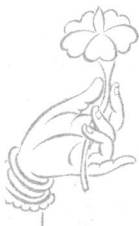

煎至一钟，去渣，通口不拘时服。

【又歌曰】

寸浮中风头热痛。

寸，阳部也。浮，阳脉也。风，阳气也。头，诸阳之会也。今两寸而见浮脉，故主风热上攻头目也。

按《脉经》云：寸口浮，中风发热头痛，宜服桂枝汤、葛根汤，针风池、风府，向火灸身，摩治风膏，覆令取汗。又云：寸口脉浮而盛者，病在外。

关浮腹胀胃虚空。

熊氏曰：左关属肝，右关属脾。左关脉浮，主肝木生风。右关脉浮，主风不胜土。故胃气虚空而胀满也。

按《脉经》云：关上浮腹痛心下满。又云：腹满不欲食，浮为虚满，宜服平胃丸、茯苓汤、生姜前胡汤，针胃管，先泻后补之。又云：关上脉浮而大，风在胃中，张口肩息，心下澹澹①，食欲呕。

尺部见之风入肺，大肠干涩故难通。

尺脉见浮，主大肠干涩，而云风入肺者何也？经云：阳明之上，燥气主之，中见太阴。夫手太阴肺也，手阳明大肠也。正以大肠之络络肺，肺之络络大肠，大肠居少腹之中，尺所以候腹中者，浮为风，风既入肺，不传于脏，而传于腑，故大肠干涩而难通也。张世贤释谓：风不在于命门，而在于肺大肠，所以干涩而难通。风在下焦，治之以七圣丸，方见后结脉条内。

按《脉经》云：尺中浮，小便难。又云：尺脉浮下热风，小便难，宜服瞿麦汤、滑石散，针横骨关元泻之。人云是脉浮，客热在下焦。

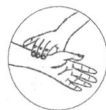

---

① 澹澹（dàndàn）：心神忐忑不安。

芤脉指法主病

二芤者，阳也。指下寻之，两头即有，中间全无，曰芤。主淋沥气入小肠。

二芤者，阳火也。何为阳火？小肠火也。离为火，其象中虚，故指法曰：指下寻之，两头即有，中间全无，离之象也。盖以丁火，阴火也，主手少阴。丙火，阳火也，主手太阳。手太阳，小肠也，故主病为淋沥气入小肠，其说详见前脉赋。浮芤其状相反条内参看。洁古曰：弦浮无力，按之中央空，两边有，曰芤。芤主失血，手足太阳，皆血多气少，故主病淋沥。气入小肠脱血病者，皆从太阳之说。

按《脉经》云：芤脉浮大而软，按之中央空，两边实。一曰手中无，两傍有。

【歌曰】

> 指下寻之中且虚，邪风透入小肠居，
>
> 病时淋沥兼疼痛，大作汤丸必自除。

指下寻之中且虚，火之象也。火性本热，热则生风，故曰邪风透入小肠，而为淋沥疼痛之病也。治之者，当大作汤丸，以泻其小肠之火，则淋沥自止，而疼痛可除矣。云岐子云：芤主血凝而不流。凡人之十二经络，以应沟渠，是荣卫气血不散，不能盈满经络，故见芤脉。主淋沥小便脓及血，当大作汤丸也。四物汤地黄丸补之，桃仁承气汤泻之。一云大柴胡汤，吴文炳云：中且虚，两头有，中间无也。芤主失血，心主血，心有热而血妄行，则芤脉见。热则生风邪，心不受邪，遂传于小肠，以致小便淋沥疼痛，须用八正散、导赤散，以清邪热。

【又歌曰】

> 寸芤积血在胸中。

脉者，由营气行于十二经隧之中，流动充满，故脉道滑利和缓，何芤之

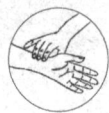

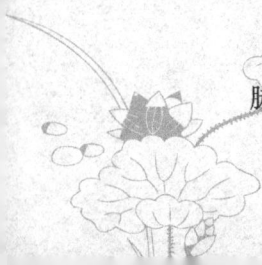

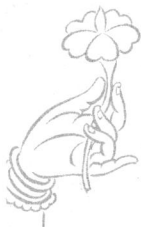

有？寸所以候胸中者，胸为气海，气血壅滞于胸中，故寸口而见芤也。张世贤释：治之以犀角地黄汤，血在上焦故也。

按《脉经》云：寸口芤吐血，微芤者衄血，空虚，血去故也。宜服竹皮汤、黄芪汤，灸膻中。

关内逢芤肠里痛。

关内所以候中焦者，荣出中焦。今关内而逢芤，则为营血不行，留于肠胃之间，久之化为脓血，而成痈毒。张世贤释：治以桃仁承气汤，血在中焦故也。

按《脉经》云：关脉芤，大便去血数斗者，以膈俞伤故也。宜服生地黄，并生竹皮汤，灸膈俞。若重下去血者，针关元，甚者宜服龙骨丸必愈。

又按《医说》云：杨介吉老者，泗洲人，以医术闻四方。有儒生李氏子，学业愿娶其女，以授其学，执子婿礼甚恭，吉老尽以精微告之。一日有灵璧县富家妇有疾，遣人邀李生以往。李初视脉云：肠胃间有所苦邪，妇曰：肠中痛不可忍，而大便从小便中出，医者皆以谓无此证，不可治，故欲屈子。李曰：试为筹之，若姑服我之药，三日当有瘥，不然，非其所知也。下小丸子四十粒，煎黄芪汤下之。富家依其言，下脓血数升而愈。富家大喜，赠钱五十万，置酒而问之。曰：始切脉时，觉芤脉现于肠部，王叔和《脉诀》云：寸芤积血在胸中，关内逢芤肠里痛。此痈生肠内，所以致然。所服者，乃云母膏为丸耳。切脉至此，可以言医矣。李后以医科及第至博士，李植元季，即其从子也。《脉经》云：关上芤，胃中虚。

尺部见之虚在肾，小便遗沥血凝脓。

尺部所以候肾者，今见芤脉，是为水不胜火，肾虚则门户失守，故小便遗沥。水不胜火，故脓血淋漓也。张世贤释：治以抵当丸、抵当汤，或加减桃仁汤。愚谓既云虚在肾矣，理宜用凉补之剂，何为复用抵当等药也，亦须斟酌。

按《脉经》云：尺中芤下血，微芤小便血。又云：尺脉芤，下焦虚，小便去血，宜服竹皮生地黄汤，灸丹田关元，亦针补之。

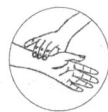

滑脉指法主病

三滑者，阳也。指下寻之，三关如珠动，按之即伏，不进不退，曰滑。主四肢困弊，脚手酸疼，小便赤涩。

滑者，阳水也。何为阳水，谓水中有火也。夫滑与涩相反，荣气不足，则脉往来蹇涩，荣气有余，则脉往来流利。故其论曰：滑之体，非独阳也，非独阴也，乃纯阳正阴，和合交结然。所以然者，何也？盖人身左肾属水，右肾属火，膀胱为水，三焦为火，阴阳相维，水火相济，故脉道往来滑利，而无蹇涩之患，此平人之常脉耳。今诀所谓滑者，乃水中之火太甚，煎熬腾沸，故指下寻之，三关如珠动。如珠动者，即刘氏所谓如荷叶上水珠，言其往来流利也。按之即伏，不进不退者，即《脉经》所谓浮中如有力，言其不任寻按也。故所主病，为四肢困弊。四肢属脾土，困弊者，谓相火盛而乘其脾土也。脚手酸疼者，谓相火盛而煎熬其肾水也。小便赤涩者，三焦属相火，为决渎之官，今既不守本位，与前之太阳合，从阳化则热，故小便赤涩也。

按《脉经》云：滑脉往来，前却流利，辗转替替。然与数相似，一曰浮中如有力，一曰漉漉如欲脱。《丹溪心法》云：滑为血实有痰。仲景书问曰：奄翕沉名曰滑，何谓也？师曰：沉为纯阴，翕为正阳，阴阳和合，故脉滑也。

又按《脉经》云：脉滑者，多血少气。脉涩者，少血多气。

【歌曰】

滑脉如珠号曰阳，腰间生气透前肠，

胫酸只为生寒热，大泻三焦必得康。

其意盖曰：滑脉之体，如珠之动，往来滑利，为水中有火，乃阳水也。故曰滑脉如珠。号曰阳火，既为水中之火，宜藏而不宜动。今乃不守本位，从两肾中间生出火气，透于前肠，与太阳相合，故曰腰间生气透前肠也。夫所谓胫酸者，何也？只为三焦之火薄所不胜。夫所不胜者水也，水为火所薄，则寒热

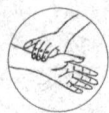

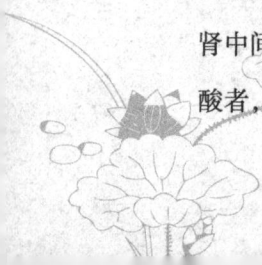

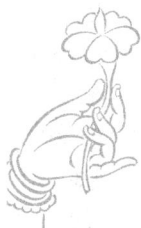

生，寒热生则水受伤，而足胫酸矣。夫病而至足胫酸，寒热作，未有不思大补，而反思其大泻者矣。不知治病必求其本，假令其人寒热交作，足胫酸痛，其脉弦细而数，则其补益真阴也宜矣。今滑脉则不然，足胫之酸，只为寒热之煎熬，寒热之煎熬，只为水火之腾沸，治之者，必须大泻其三焦之火，以抑其阳，阳退而阴自长矣。若止以补阴为事，如石投水，又安能必得其康健也哉？当与《难经》女得男脉为太过之说，互相参酌。洁古曰：腰间生气者，命门也。透前肠者，膀胱经也。命门三焦，陷于前肠，故小便不通，大便秘涩，热多寒少，故宜泻以辛寒，大承气主之。

按《经云》：滑为实为下，又为阳气衰。又云：滑而浮散者瘫缓风。又云：滑者鬼疰。又云：滑数心中结，热盛。又云：滑疾，胃中有寒。

【又歌曰】

滑脉居寸多呕。

滑主壅，多阳部而见滑脉。主上焦之气，壅滞而不行，或痰饮停于胸膈，故多呕逆之证也。

按《脉经》云：寸口滑，胸满逆。又云：寸脉滑阳实，胸中壅满吐逆，宜服前胡汤，针太阳巨阙泻之。

关滑胃寒不下食。

关中所以候脾胃者也。脾胃温暖，则能清化水谷。今见滑脉，是为脾胃虚寒，不能腐熟水谷，而至食不下也。刘氏曰：池氏注关部脉滑，乃肝本克脾土者，非也。愚谓滑者水脉，脾土虚寒，不能制水，乃微邪干脾，故有胃寒不食，尺部脉滑，主脐冷之患也。

按《脉经》云：关上滑，中实逆。又云：关脉滑，胃中有热，滑为实热，以气满，故不欲食，食即吐，遂宜服紫菀汤下之，大平胃丸，针胃管泻之。愚按经文则曰：关滑胃中有热。至于诀，则又曰：关滑胃寒，似与经文大不相合。然延医者，亦当随证消息。如滑而数，则宜从热，滑而迟，则宜从寒，不可执一论也。又经云：关上脉滑而小大不匀，是为病方欲进不出，一二日复欲发动。

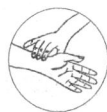

其人欲多饮，饮即注利。如利止者生，不止者死。

尺部见之脐是冰，饮水下焦声沥沥。

云岐子曰：左尺主脉沉水，客脉滑水，二水相合，寒结膀胱，故脐下似冰。聚于下而不上济于火，故欲饮水。水停下焦，不能引于各脏，故沥沥作声。右尺主脉，相火客脉滑水，火水相合，水胜火，故脐下似冰。相火原系水中之火，不能全胜，故欲饮水。

按《脉经》云：尺中滑，下利少气。又云：尺脉滑，血气实，妇人经脉不利，男子溺血，宜服朴硝煎、大黄汤，下去经血，针关元泻之。又云：尺脉沉而滑者，寸白虫。又曰：尺脉偏滑疾，面赤如醉，外气则病。又云：尺脉滑而疾为血虚。

实脉指法主病

四实者，阳也。指下寻之不绝，举之有余，曰实。主伏阳在内，脾虚不食，四体劳倦。

实者，阳土也。何为阳土？谓土中有火也。指下寻之不绝，沉而有力也。举之有余，浮而有力也。浮而有力为阳胜，沉而有力为伏阳在内。脉浮沉俱有力，而谓脾虚者何也？阴阳和则脾胃安，而脉道和缓，今伏阳在内，是阳火炼土，坚燥而乏生化之源，脾胃因之而虚矣。四体属脾，脾虚不食，四体因之而劳倦矣。

按《脉经》云：实脉大而长微强，按之隐指愊愊[1]然。一曰沉浮皆得。

【歌曰】

实脉寻之举有余，伏阳蒸内致脾虚，

食少只因生胃壅，调和汤药始痊除。

---

[1] 愊（bì）：烦闷，郁结。

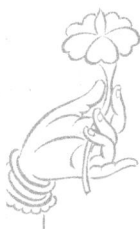

实脉者，寻之举之，皆有力也。今脾胃之所以虚者，因伏阳蒸内之所致耳。脾胃和则能磨谷而易饥，脾胃虚则食不消，食不消则胃口壅滞，胃口壅滞，则脉道因之而实矣。若以辛温之药治之，则反助其阳邪。若以寒凉之药治之，则伤其脾胃。若以峻补之药治之，则脾胃愈滞而食愈少。若以克削之剂治之，则脾胃重虚而食不化。然则我将如之何哉？亦惟调和其汤药，如经所云：损其脾者，调其饮食，适其寒温。药则如补中汤、大健脾丸之类治之。其疾始能痊除而愈也。

按经云：实紧胃中有寒，若不能食，时时下利者难治。

【又歌曰】

实脉关前胸热盛。

实脉，阳脉也。寸口，阳位也，所以候胸中者。今阳部而见阳脉，宜乎其胸中热盛也。

按《脉经》云：寸口脉，实即生热，在脾肺呕逆气塞。虚即生寒，在脾胃食不消化。有热即宜服竹叶、汤葛根汤，有寒即宜服茱萸丸、生姜汤。

当关切痛中焦恁[①]。

当关而见实脉，则饮食停滞中焦，而腹痛之证作矣。

按《脉经》云：关上实即痛，虚即胀满。又云：关脉实，胃中痛，宜脉栀子汤、茱萸乌头丸，针胃管补之。

尺脉如绳应指来，腹胀小便都不禁。

池氏曰：尺脉实，主心经实热传于小肠，致小腹胀满疼痛，而小便淋沥也。云岐子曰：左尺主脉沉水，客脉实火，火水相合，水能胜火，治之以干姜附子汤。右尺主脉相火，客脉实火，二火相合，致令腹胀而小便不禁，治之以大承气汤。据云岐子之说如此，谓是两尺脉实耶，谓是各尺脉实耶。若云两尺俱实，则姜附汤与承气汤，寒热各异。若云各尺脉实，则腹胀小便不禁，其说未必皆

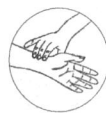

---

① 恁（nèn）：怎么，如此。

同。云岐子之说非也,《刊误》又谓其小便不禁,为传写之误。而改为腹胀小便淋,不思其说更非,特未临其证消息之耳。诀所谓小便不禁者,非虚寒而膀胱不固也,乃火极而兼水化也。肾主门户之司,相火有余,则薄所不胜,而司户失守。故小便不禁,非小便不禁也,乃欲便则痛,而不能不便,则反淋沥自出,所谓热淋者是也。戴氏不自体认,而反以《脉诀》为非,可耻甚矣。

按《脉经》云:尺脉实,小腹痛,小便不禁,宜服当归汤,加大黄一两,以利大便,针关元补之,止小便。又云:尺中实即小便难,少腹牢痛,虚即闭涩。

弦脉指法主病

五弦者,阳也。指下寻之不足,举之有余,状若筝弦,时时带数曰弦。主劳风乏力,盗汗多出,手足酸疼,皮毛枯槁。

五弦者,阳也。阳木也。何为阳木?少阳之木也。少阳主春升之令,故其春脉弦。而伤寒少阳证,其脉亦弦,是以知其弦为阳也。说者有曰:仲景以弦脉为阴,而叔和独以弦脉为阳者何也?不知仲景所论者伤寒,是自表渐入于里,自外而至内言之也,故以弦为阴。叔和所论者,劳证自内而渐达于表,是自内而至于外言之也,故以弦为阳。然弦则为劳,故指法则曰:指下寻之不足,阴不足也。举之有余,阳偏胜也。状若筝弦,气血收敛也。时时带数,阴虚而生内热也。故主病曰劳风乏力。夫既曰劳。而又曰风者何也?或因用力入房,则肾汗出,肾汗出则元府开,虚之所在,邪必凑之,故成劳风乏力之证矣。阴不足则盗汗出,凡人之精血足,内则渗入骨髓,外以濡泽肌肤。今既为劳风所煎熬,内无以充实骨髓,而手足酸疼,外无以濡泽肌肤,而皮毛枯槁也。

按《脉经》云:弦脉举之无有,按之如弓弦状。一曰如张弓弦,按之不移。又曰:沉紧为弦。经云:弦数为疟。又云:疟脉自弦,弦数多热,弦迟多寒,弦为痛痹,为风痉,偏弦为饮,双弦则胁下拘急而痛,其人啬啬恶寒。又曰:

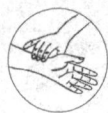

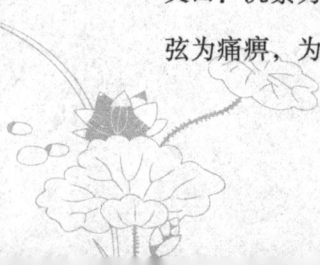

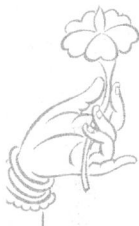

弦而钩，胁下如刀刺，状如蜚^①尸，至困死。经又云：弦急疝瘕小腹痛，又为癖病。又云：弦小者寒澼。又云：沉而弦者悬饮内痛。又云：弦数有寒饮，冬夏难治。又云：弦而紧胁痛，脏伤有瘀血。又云：弦小紧者，可下之。又云：弦迟者，宜温药。

又按《此事难知》曰：仲景论弦涩为阴。叔和言弦涩为阳何意？大抵弦涩东西也，以南北分之，故有阴阳之别。涩本燥火，弦本水少，虽有南北之分，总而言之，则不离诸数为热，诸迟为寒。仲景叔和，言本两途，非相违背，合而论之，皆是也。仲景所言，言伤寒自外而入者，叔和所言，言五脏自内而出者。伤寒从气而入，故仲景以弦脉为阴，自艮而之内，从外入，先太阳也，位在东北。杂病从血而出，故叔和以弦脉为阳，自巽而之外从内出，先少阳也，位在东南。

【歌曰】

弦脉为阳状若弦，四肢更被气相煎，

三度解劳方始退，常须固济下丹田。

弦脉为阳，指下如筝弦之状，则为气血收敛之候。然气血之所以收敛者，因劳风之气，煎熬气血，而四肢为之烦热矣。凡人之治劳，终不获其全愈者，是皆不知三度解劳之法耳。以其人先受风邪，病未全愈，而复加以房劳，则风邪留于元府而不退。或先有房劳，肾汗大泄，元府已开，而邪气客之。二者皆能煎熬气血而成劳风之疾。治之者，当察其初中后而消息之。或因内虚而外邪凑之者，当先于平补药中少加调理，使外邪已去，即当易以温补之剂，而收其后效。或病已久虚，则当从劳者温之之法，俟精血相壮，即易以平补之剂，以济其前^②功，是在医者消息之耳。如此亦不过两度解劳之法也。其三则又不专恃夫药饼之功，在医者戒以恼怒房劳，宁心静虑，存养省察，据问调神，使心肾交而水火济，自然神可驭气，气可驭精，丹田固而劳疾瘳矣。不然，则执一

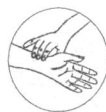

---

① 蜚（fēi）：古书上指一种草虫。

② 前：清抄本作"煎"，据珍本改。

不通，延绵日久，及其莫救，而委之于天，不亦深可慨哉。

按《巢氏病源·养生方导引法》云：唯欲嘿气养神，闭气使极，吐气使微，又不得多言语，大呼唤，令神劳损。亦云：不可泣泪及多唾演，此皆为损液漏津，使喉涩大渴。又云：鸡鸣时叩齿三十六通讫，舐唇漱口舌上齿表，咽之三过，杀虫补虚劳，令人强壮。又云：蛇行，气曲卧以兵，身复行踞，闭目随气所在不息，少食裁通肠，服气为食，以舐为浆，春出冬藏，不财不养，以治五劳七伤。又云：虾蟆行，气正动摇，两臂不息十二通，以治五劳七伤，水肿之病也。又云：朝朝玉泉，使人丁壮有颜色，去虫而牢齿也。玉泉，口中唾也。朝未起早，嗽口吞之，辄琢齿二七过。如此者乃上，名曰练精。又云：咽之三过乃止，补养虚劳，令人强壮。

【又歌曰】

寸部脉紧一条弦，胸中急痛状绳牵。

寸部脉弦，则宗气不行，为寒引经络，故胸中急痛，状若绳牵也。

按《脉经》云：寸口脉弦，心下愊愊微头痛，心下有水气，宜服甘遂丸，针期门泻之。又云：脉弦上寸口者，宿食。又云：寸口脉弦者，则胁下拘急而痛，其人啬啬恶寒也。又曰：寸口弦，胃中拘急。

关中有弦寒在胃。

若关中有弦，主寒痰，令饮停于胃口。

按《脉经》云：关脉弦，胃中寒，心下厥逆，此以胃气虚故耳。宜服茱萸汤，温调饮食，针胃管补之。又云：关上弦，胃中有寒，心下拘急。

下焦停水满丹田。

若弦脉见于尺部，则丹田无暖气，而失运化之机，故水停下焦而满于丹田也。

按《脉经》云：尺中弦，少腹脐下拘急。又云：尺脉弦，小腹疼，小腹及脚中拘急，宜服建中汤当归汤，针气海泻之。

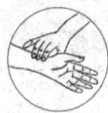

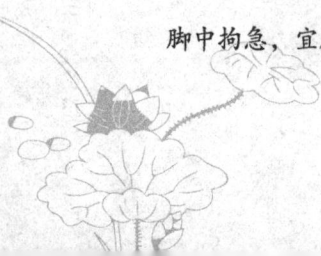

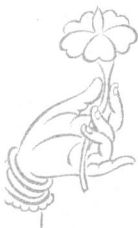

紧脉指法主病

六紧者，阳也。指下寻之，三关通度，按之有余，举之甚数，状若洪弦曰紧。主风气，伏阳上冲，化为狂病。

紧者，阳木也。何为阳木？以其脉带弦长也。指下寻之，三关通度，脉道长矣。按之有余，邪气有余也。举指甚数，热邪在阳分也。状若洪弦者，洪为阳明，弦为少阳，洪弦相合，此名为紧。紧为太阳，诸紧为寒。夫既曰寒，而曰风气伏阳者，何也？如《水穴论》，帝曰：人伤于寒，而传为热者何也？岐伯曰：夫寒甚则热生也。又如冬伤于寒，春必温病是也。盖以初感其寒，伏久则化而为热也，故主病曰风气伏阳。夫既曰弦为少阳，洪为阳明，紧为太阳，则为三阳合病。重阳者狂，故曰风气伏阳上冲，化为狂病。洁古曰：此太阳少阳相合，主伏阳上冲而为狂病。治之之法，宜以黄连泻心汤。此言深为得理。学者宜玩味之，诸家言紧脉，或云如切绳，或云如转索，皆不过形容其左右无常耳。戴起宗乃撮拾诸说，以为或转在左，或转在右，且以两股三股，纠合徽缠以为紧，安有是理也哉？不通甚焉。

按《脉经》云：紧脉数如切绳状，一曰如转索之无常。刘氏云：数而带弦为紧。《脉影》云：紧者，其来之且急，去之且速，按举急大如转索无常。又曰：动静无常，如纫单线。《诊翼》曰：紧者有力而不缓也，其来劲急，按之长，举之若牵绳转索之状，为邪风击搏，伏于荣卫之间。

【歌曰】

> 紧脉三关数又弦，上来风是正根源，
>
> 忽然狂语人惊怕，不遇良医不得痊。

紧脉者，三关通度，数而且弦，是为三阳合病矣。然其根源非暴受风寒，盖由上年所受风邪，根源伏于其内，感天行时热，化为春温夏热之证矣。然重阳者狂，故曰忽然狂语人惊怕也。所谓不遇良医不得痊者，非是剩语，其意盖

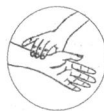

曰：伤寒一证，别有专门，非比寻常杂证，可以臆度，必待圆机之士，参究《内经》，潜心仲景，暨河间东垣节庵陶氏诸名家治法，分别经络表里，阴阳虚实寒热，参考五运六气，并得名医传授，方为良医，不致有误。岂若今世之人，勿遵古训，不经师承，几句油腔，一味杜撰，便谓吾能疗治伤寒。及乎临证，手足无措。当汗不汗，当下不下，不当汗而汗，不当下而下，至不得已，乃以杂证治法朦胧治之，其误人也，岂浅鲜哉！洁古曰：此是三阳合病，紧数，太阳也。弦多，少阳也。狂言，阳明也。故实则谵语。云岐子曰：其脉洪紧而实，阳气有余之象也。主热即生风，发作狂语，可用小承气汤主之。

按《经》云：紧则为寒。又云：紧而急者遁尸。又云：紧数者，可发其汗。又云：凡亡汗，肺中寒，饮冷水，咳嗽下利，胃中虚冷等证，其脉并紧。又云：紧而数，寒热俱发，必下乃愈。又云：紧而滑者，吐逆。又云：駃[①]而紧，积聚有击痛。又云：盛而紧曰胀。

【又歌曰】

紧脉关前头里痛。

《脉经》云：寸紧苦头痛，骨内疼是伤寒，宜麻黄发汗出。又云：头痛逆气。

按《脉经》云：寸口脉紧，苦头痛，骨肉疼，是伤寒，宜服麻黄汤发汗，出眉冲颞，摩治伤寒膏。又云：寸口脉紧，如转索，左右无常者，有缩食。又云：寸口脉紧，即头痛风寒，或腹中有宿食不化。又云：寸口紧，头痛逆气。又云：寸口脉紧，或浮，膈上有寒，肺下有水气。又云：脉紧而长过寸口者，狂病。又云：脉紧上寸口者中风，风头痛亦如之。

当关切痛无能动。

《脉经》云：关紧，心下苦满急痛，脉紧者为实，宜茱萸当归汤。又大黄汤治之良，针巨阙下管泻之。《脉影》云：肝紧主惊风，筋脉拘挛腹痛，则紧而

---

① 駃（jué）：古通"快"，迅疾。

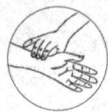

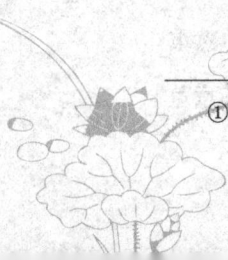

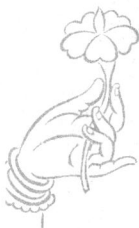

盛。癖则紧而实，右关紧，脾寒腹痛吐逆，紧盛腹胀伤食。

按《脉经》云：关上紧，心下痛。又云：关脉紧，心下苦满急痛，脉紧者为实，宜服茱萸当归汤。又大黄汤两治之良，针巨阙下管泻之。又云：关上脉紧而滑者，蛔动。

隐指寥寥入尺来，缴结绕脐常手捧。

张世贤曰：缴结，疼痛之状也。在尺主脉沉水，客脉紧木，水木相合，水中有木，土莫能制，风寒在于下焦，治之以桂枝芍药汤。不已，风寒湿在于脾肾，术附汤主之。右尺主脉相火，客脉紧木，火木相合。风热在于下焦而作痛，治法不可同左。

按《脉经》云：尺紧脐下痛，宜当归汤。灸关元，针天枢补之。《脉影》云：尺紧主为淋漓，病疝气，耳聋，齿痛，脚膝疼，命门紧，主小肠虚鸣，肠中痛。《诊翼》云：左尺紧，腰脚酸，脐下痛，小便难，右尺紧，下焦筑痛。时珍曰：尺中有紧为阴冷，定是奔豚与疝疼。《脉经》又云：尺中紧，脐下少腹痛。

洪脉指法主病

七洪者，阳也。指下寻之极大，举之有余，曰洪。主头疼四肢浮热，大肠不通，燥热粪结，口干遍身疼痛。

洪者，阳火也。何为阳火？纯阳而无阴也。指下寻之极大，阳邪传入里也。举之有余，客邪犹在表也。此为伤寒表邪未已，传入阳明里证，惟其邪在表，故有头疼身痛，四肢浮热之证。惟其邪入于里，故有大肠不通，燥热粪结口干之证也。治以大柴胡汤主之。洁古曰：洪脉者按之实，举之盛，洪者阳太过。阴不及，主头痛四肢热，大便难，小便赤涩，夜卧不安，治法阳证下之则愈。如下之随证虚实，有大承气汤，有小承气汤，有大柴胡汤、桃仁汤，随证用之。此证有两议，或按之无，举之盛，当解表，不可下。经言脉浮不可下，下之则死。脉沉当下，下之则愈。脉浮为在表，脉沉为在里。

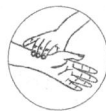

按脉《经云》：洪脉极大在指下。一日浮而大。

【歌曰】

> 洪脉根源本是阳，遇其季夏自然昌。
>
> 若逢秋季及冬季，发汗通肠始得凉。

洪，阳火也。宜旺于夏季，夏乃火退土旺之时。其脉宜缓，今脉犹有洪，是为当退不退。然土生长于火，故六月谓之长夏，其离母气也不远。当此之时，全赖火土合德，万物得以化生，功成而退，自然之理，故曰遇其季夏自然昌也。若逢秋季，乃建戌之月，是火归墓之时，其脉当毛，于此而见洪脉，则为当藏而不藏。冬季乃建丑之月，是火方养之时，其脉当石，于此而见洪脉，则为不当旺而即旺。二者虽土寄旺之时，然三阴用事，而脉犹见洪，是为阳邪乘阴。在表则有头疼身痛，四肢浮热等证。在里则有大便不通，燥粪结涩口干等证。在表者发其汗，在里者通其肠，阳邪退而身自凉矣。云岐子曰：其脉举按皆盛，本为相火之象，发汗从表，通肠从里，从表宜麻黄汤，从里宜大承气汤。仲景云：谓身体疼痛，主夏得洪大脉，知其病瘥也。通肠七宣丸，七圣丸，大柴胡汤，大承气汤选用之。

按经云：洪则为气，一作热。又云：洪大者伤寒热病。又云：脉来洪大蝡蝡[1]者社祟。又云：脉洪大者，若烦满，沉细者腹中痛。

【又歌曰】

> 洪脉关前热在胸。

洪为阳火，关前所以候胸中者也。关前而见洪脉，则知其热在胸矣。故前赋中云：胸连胁满只为洪。当参看可也。

按《脉经》云：寸脉洪大，胸胁满，宜生姜汤，白薇丸亦可，紫菀汤下之，针上管期门章门。

---

① 蝡（niǎo）：同"袅"；柔弱，缭绕。

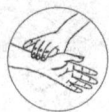

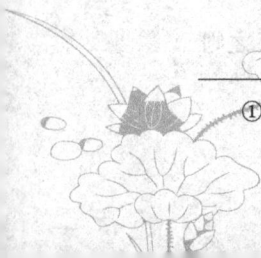

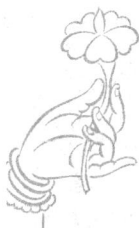

当关翻胃几千重。

关所以候脾胃者也。关中而见洪脉，是为火邪于胃，攻冲而为呕吐之证矣。

按《脉经》云：关洪胃中热，必烦满，宜平胃丸，针胃管，先泻后补之。

更向尺中还若是，小便赤涩脚酸疼。

尺部而见洪脉，则为下焦有火，火旺则小便赤涩，火旺则水衰，水衰则脚酸疼矣。

按《至真要大论》云：少阴在泉，客胜则腰痛，尻股膝髀腨胻，足病瞀热以酸，胕肿不能久立，溲便变，此之谓也。

按《脉影》云：尺脉洪大，小便秘涩，便血脚酸。

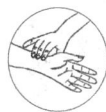

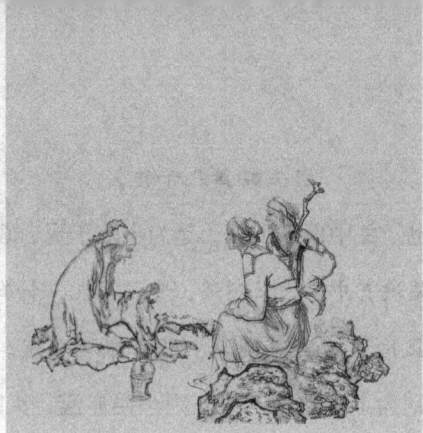

卷 四

八里脉交变略例论

洁古曰：八里脉者，乃右手三部，寸关尺受邪者也。阳乘阴也，是微沉缓涩迟伏濡弱八里脉也。有里之表，乃三阴经络，各称标之名也。有里之里者，乃三阴之本，脾肾肝总称之名也。且三阴标者，为阴中之阳。本者，为阴中之阴也。盛则归于胃土，乃邪染有形，故里之表，是阴中之阳。当渍形以为汗，宜发之，主宜缓。

《内经》曰：脉长者，为外病。脉短者，为内病。入里之脉，俱短脉也，俱在右手三部受邪者也。病入于内，为阳邪乘乎阴也。顾有里之里，有里之表。里之表者，邪在三阴经络中，为三阴之标也。三阴标者，仍是阳邪，尚未入于胃土，故不可轻下，而当缓散之。若是里之里，阴中之阴也。邪归于胃土，而染于有形迹之中，下之则愈。盖里之表，渍形以为汗者，身肤渍渍潮润，乃阳邪在里中之表，本来正汗，非若取汗之证，发越而出者，主宜缓也。

里之里，是阴中之阴分也，当急下之。客宜急，是知诸中客邪当急。诸主自病，当缓。前说七表，乃春夏具三阳。后说八里，乃秋冬具三阴。经中论反交错生疾，得本位以常法治中，互相为病，当推移所在主客，相合脉证，依缓急治之。假令恶寒也，里之表也，当与麻黄附子细辛汤缓发之，是渍形以为汗

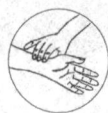

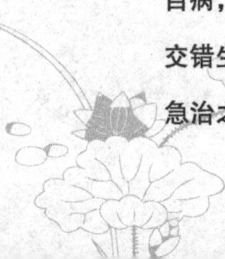

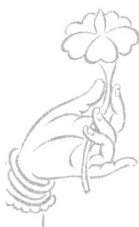

也。如不恶风寒而反欲去衣，身凉面目赤，四肢逆，数日不大便，小便赤涩引饮，身静重如山，谵语昏冒，脉沉细而疾数者，是足少阴经反受火邪，是里之里病。乃阴中之阴，阳邪也。此客邪当速，急下去之，以大承气汤除之。

里之里者，本中之里也。客邪尽净，里证急矣，故宜急下。凡客邪至于中者，中在经络之中，虽为表而渐入里矣，尚可缓乎？故宜急表也。诸主自病者，非外来之病也。五行中相乘相克，互相交变，多见八里脉也。宜分别脉证，相合与相异治之。有轻重之分，如证宜急而脉不宜急者，脉宜急而证不宜急者，止从缓而不宜急也。缓则能守其和平，急则乃交错生疾。必当以本位常法治中，当推移所在主客，与相合脉证，依缓急治之，是多从脉而不从证也。若是交变互相为病，当分主客脉证。或证当汗而脉不可汗，证当下而脉不可下，或脉可汗而证不可汗。或证可下而脉不可下，互相交变，而又互相推移。主客轻重与缓急之法，如经中谓渍形以为汗者，用麻黄又兼附子，一以治标，一以治本，是从其缓也。如不恶风寒，而反欲去衣等证，此是阴中之阳，邪在内矣。宜急治其里，治其里，是多从证，而不从其脉也。

今将七表脉有下者，八里脉有汗者，七表脉有汗者，八里脉有下者，此四论为古今之则。于七表脉论，八里脉论内，交五说之，更有脉与证相杂之法。当取仲景内桂枝脉里得麻黄证，表麻黄脉得桂枝证，递用麻黄桂枝各半汤。如桂枝证二停，麻黄脉一停，当用桂枝二麻黄一汤法。或麻黄证二停，桂枝脉一停，当用麻黄二桂枝一汤法。更有麻黄脉桂枝证，取脉为主，脉便为二停，证为一停，用麻黄二桂枝一汤法治之。或桂枝脉麻黄证，亦脉为二停，证作一停，用桂枝二麻黄一汤法治之。大抵圣人谓脉者，司人之命，故以脉为主，多从脉而少从证也。举世脉证交互二法，是不合全从于脉，亦不合不从于证，如合证当两取之。如证在交变法中，即合从脉不从证也。然亦不拘，亦当临时消息，传受递从，元证来理，所投去处，没天之时令。且七表有下者，为内外皆阳缓下。八里有汗者，为内外皆阴缓汗。七表有汗者，为外阳而内阴急汗。八里有下者，为外阳而内阴急下。故《素问》说标本之化，立四因之法，为此一说也。表里标本之化，七表论内说之。

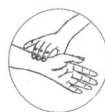

脉证互参，谓桂枝证得麻黄脉，不宜过用麻黄，必兼以桂枝，勿使麻黄大泄之意。此为证属阴不足，而脉属阳有余，故用麻黄二，多从脉之意。桂枝一，少从证之意，不致偏僻之咎。今其阴阳扶抑之法，而太过不及，自位乎中和之道也。致中和，天地位，万物育，何病之有？

八里脉

微脉指法主病

一微者，阴也。指可寻之。往来甚微，再再寻之，若有若无曰微，主败血不止，面色无光。

微者，阴土也。何为阴土？雨土濛雾之象也。血实则脉实，血虚则脉虚。今云指下寻之，往来甚微，则阳已衰矣。再再寻之，若有若无，则血已脱矣。夫营出中焦，中焦治则能摄血，血足则能华色。今脉见微，则为阴盛阳虚，不能摄血，以致败血不止，血去则不能华色，是以面色无光也。

按《脉经》云：微脉极细而软，或欲绝，若有若无，一曰小也，一曰手下快，一曰浮而薄，一曰按之如欲尽。

【歌曰】

指下寻之有若无，漩之败血小肠居。

崩中日久为白带，漏下时多骨木枯。

指下寻之，其中往来甚微，再再寻之，若有若无。然何以至如是之虚也？夫心主血者也，脾摄血者也。今脾不能摄血，以至心包络之血漩流而下，入于小肠。然小肠主出而不主纳，不能久居，必下漏而为崩中之证矣。然崩中日久，则阴已衰而阳无所倚，传变而为虚寒，白带因之而下矣。夫骨，肾所主也。肾主闭藏，受五脏六腑之精而藏之，斯骨有所濡润而不至于枯槁，今崩中而继之

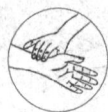

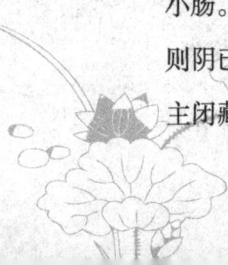

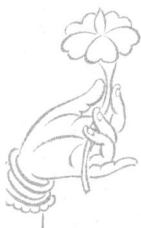

以漏下，则精血已竭，骨无所濡，而如木之枯槁矣。

按经云：微则为虚。又云：微而紧者有寒。又云：微弱者，有寒少气。

【又歌曰】

微脉关前气上侵。

关前，阳部也。微脉而见关前，则上焦之阳气衰，阳气衰则阴气上逆，故曰气上侵也。

按《脉经》云：寸口脉微，若寒为衄，宜服五味子汤，摩茱萸膏令汗出。又云：寸口微无阳外寒。

当关郁结气排心。

关主中州，脾胃所居之地。然脾为阴土，生于相火，胃为阳土，生于心火。微脉而见关中，是为纯阴而无阳矣。阴霾之气闭塞，阳明之气不行，阳明者胃也。胃之上管，当于心下，故曰郁结气排心也。《四气调神论》云：阳气者闭塞，地气者冒明，此之谓也。

按《脉经》云：关脉微，胃中冷，心下拘急，宜服附子汤、生姜汤、附子丸，针巨阙补之。

尺部见之脐下积，身寒饮水即呻吟。

尺部者，纯阴之地，寒水之乡也。所赖者，下焦命门之真火相济，得以温分肉，消水气，不至有凝结积聚之患。今尺部见微，则下焦之元阳衰而身寒，膀胱之寒气结，而脐下积矣。然两尺属肾，微为阴土，土来克水，故引水以自救。及至饮水，则又无相火以温暖分消，复助寒气，故作痛而呻吟也。

按《脉经》云：尺中微，无阳厥冷，腹中拘急。又云：尺脉微厥逆，小腹中拘急有寒气，宜服小建中汤。

沉脉指法主病

二沉者，阴也。指下寻之似有，举之全无，缓度三关，状若烂绵曰沉。

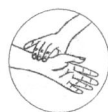

主气胀两胁，手足时冷。

沉者，阴水也。水性沉下，寻之似有，举之全无，水之性也。水性漂流，缓度三关，水之状也。水性濡软，状若烂绵，水之形也。然水性阴冷，冷则生气，故气胀两胁，而手足时冷也。

按《脉经》云：沉脉举之不足，按之有余。一曰重按之乃得。经云：沉为水为实，又为鬼疰。

【歌曰】

按之似有举还无，气满三焦脏腑虚，

冷热不调三部壅，通肠健胃始能除。

夫沉脉主气，为诸阴之首。今云按之似有举还无，是沉而无力也。刘氏曰：沉而无力为气。假令其人冷热调和，则脏腑充实，而上中下三焦之气自然和畅，而无壅滞之患矣。今因冷热不调，则卫气不得行于阳分，卫气不行于阳分，则三焦之气满，而脏腑虚矣。治之者，当用辛温之药利之，以通其肠。复用温补之药和之，以健其胃。肠胃之气宣通，则三部之气条达，使卫气复行于阳分，而脉道自无沉匿矣。

按经云：沉而迟，腹藏有冷病。又云：脉来沉沉泽泽，四肢不仁，而重土崇。又云：沉而滑为下血，亦为背膂痛，《千金方》作下重。

【又歌曰】

寸脉沉兮胸有痰。

寸部所以候胸中者。今寸部见沉，是为水气泛而为痰矣。

按《千金方》云：寸口脉沉而滑者，胸中有水气。面目肿，有微热，为风水。又云：寸口脉沉，大而滑，沉即为血实，滑即为气实。血气相搏。入脏即死，入腑即愈。《脉经》云：寸口沉，胸中痛引背。又云：寸口脉沉，胸中引胁痛，胸中有水气，宜服泽漆汤，针巨阙泻之。又云：寸口脉沉，胸中短气。又云：寸口脉沉而坚者，病在中。又云：寸口脉沉而弱者，曰寒。又云：寸口脉

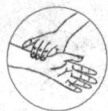

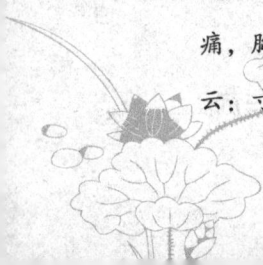

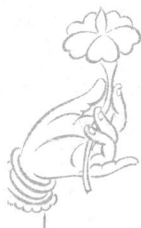

沉而弱者，发必堕落。又云：寸口脉沉而紧，若心下有寒，时痛，有积聚。又云：寸口脉沉而喘者，寒热。

当关气短痛难堪。

关所以候腹中者，中气温和，则舒畅而无痞满疼痛之患矣。今关中而见沉，则为腹中有冷气，腹中有冷气，则闭塞而不通，闭塞而不通，则腹中疼痛，呼吸不利，而气短难堪矣。

按《脉经》云：关上沉，心痛，上吞酸。又云：关脉沉，心下有冷气，苦满吞酸，宜服白薇茯苓丸，针胃脘补之。

若在尺中腰脚重，小便稠数色如泔。

尺部者，阴部也，所以候肾与三焦膀胱者。左肾主水，右肾主火，膀胱为水，三焦为火，故水火既济，阴阳相维，而后腰脚得以便利，水道得以澄清。今尺中而见沉脉，是有阴而无阳，有水而无火，致使阳气不行，则腰脚重滞，决渎失职，而小便如泔[①]矣。

按《脉经》云：尺中沉，引背痛。又云：尺脉沉，腰背痛，宜服肾气丸，针京门补之。

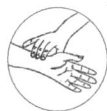

缓脉指法主病

三缓者，阴也。指下寻之，往来迟缓，小于迟脉曰缓。主四肢烦闷，气促不安。按他本于小字下有一驶字

缓者，阴土也。何为阴土，《皇极内篇》，以脾为二阴之土故也。夫脾为二阴之土，而脉缓者何也？《脉经》新撰有曰：脾者土也，德则为缓，恩则为迟，是以太阴之脉缓而迟。故《指法》曰：指下寻之，往来迟缓，小于迟脉也。《脉经》又曰：缓脉小驶于迟，何也？夫驶者，疾也。大抵平人脉，四至闰以太息，共成五至。迟脉者，一息三至。其意盖曰缓脉者，比平人之脉，则又稍迟，较

---

① 泔（gān）：《说文》曰：从水，甘声，淅米汁也。

之迟脉，则又小驶耳。故其主病，则皆脾病。经曰：土不及，其病内舍心腹，外在肌肉四肢，以其四肢属脾，故四肢烦闷也。经又曰：去不及甚，病留满痞塞，病而留满痞塞，则中气不和，所以气促不安也。洁古曰：证在太阳，风伤卫，当服桂枝汤。易云：四肢烦满，气促不安，枳术汤主之。按《脉经》云：缓脉去来亦迟，小驶于迟，一曰浮大而散，阴浮于阳同等。

【歌曰】

> 来注寻之状若迟，肾间生气耳鸣时，
>
> 邪风积气冲背脑，脑后三针痛即移。

缓脉，指下寻之，一来一往，如丝在机，不卷其轴，其状有似乎迟，此太阴湿土之气也。土气盛，则下加于肾，肾主藏者也，肾气被克而起，故曰肾者生气。肾开窍于耳，肾气不藏，则上冲于耳，故又耳鸣。况缓脉又主风痹之疾，痹者风寒湿三者合而成也。夫肾与膀胱，相为表里，今脉而见缓，知有积久之风邪。湿气循足太阳之经，夹脊上冲于背，而为疼痛，治之者当于脑后针足太阳膀胱之穴，以夺其风邪之气，则其痛自瘳矣。他释皆云当取之浮白穴，夺肾之邪，其痛即止。脑后是浮白穴，主耳聋背项痛也。愚按浮白，乃足少阳之穴，非肾穴也。其穴在耳后入发一寸，非脑后也。或者曰：浮白乃足太阳少阳之会，针之以取其邪焉可也。张世贤曰：太阳中风脉缓，颈项强急，难以转侧，可针风池、风府、隐白三穴，再服桂枝汤，则痛可移也。若缓大者，属脾脉。

按经云：缓而滑曰热中。

【又歌曰】

> 缓脉关前搐项筋。

缓脉主湿。经曰：诸痉项强，皆属于湿。关前寸部也，寸主头项之事，寸部而见缓脉，乃湿气客于足太阳之经，而项筋为之搐强矣。

按《脉经》云：寸口脉缓，皮肤不仁，风寒在肌肉，宜服防风汤，以药薄

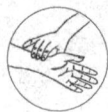

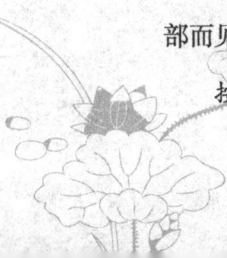

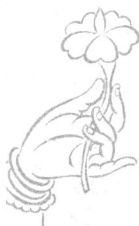

熨之，摩以风膏，灸诸治风穴。

当关气结腹难伸。

脾主中州，中州治则阴阳升降，上下宣通，而气无结滞之患。今缓脉见于关中，乃阴邪湿气，结塞中州，清者不得上升，浊者不得下降，而腹难以舒伸也。

按《脉经》云：关脉缓，其人不欲食，此胃气不调，脾气不足，宜服平胃丸、补肺汤，针章门补之。

尺上若逢瘕结冷，夜间常梦鬼随人。

尺上若逢缓脉，则为冷气结于下焦，而为癥瘕之疾。何也？夫尺，阴位也。缓，阴脉也。冷，阴气也。夜间，阴盛之时也。常梦鬼随人者，群阴合而从其类也。

按《脉经》云：尺脉缓，脚弱下肿，小便难，有余沥，宜服滑石汤、瞿麦散，针横骨泻之。

涩脉指法主病

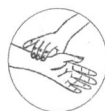

四涩者，阴也。指下寻之似有，举之全无，前虚后实，无复攻序曰涩。主腹痛，女子有孕，胎痛，无孕，败血为病。

涩者，阴金也。何为阴金？夫沉，阴也。涩为阴为里，当于沉中候。故《指法》曰：寻之似有，重手取之而似有，亦不若他脉之往来分明也。举之全无，谓浮取则不得也。举之全无，则前虚矣，寻之似有，则后实矣。《脉经》谓其往来难短且散，即前虚后实之谓也。无复次序者，即叁伍不调，如雨沾沙之谓也。夫脉者，血之府也。犹沟渠之水，水多则滑，水少则涩，血盛则脉滑，血虚则脉涩。腹痛者，血虚而作腹痛也。血所以养胎者也，若有孕而见涩脉，则为血虚，胎失其养而痛矣。若无孕而见涩脉，则为伤精败血之证。夫涩属金，为气多血少，即下文所云血衰气旺定无妊，血旺气衰应有体也。

按《脉经》云：涩脉细而迟，往来难且散，或一止复来，一曰浮而短，一曰短而止，或曰散也。《丹溪心法》曰：涩为血虚，为有郁。

脉
诀
乳
海
·

【歌曰】

涩脉如刀刮竹行，丈夫有此号伤精，

妇人有孕胎中病，无孕还须败血成。

何谓如刀刮竹行？谓其往来蹇涩，中有一止也。诸家论涩脉，谓如轻刀刮竹，但言其往来蹇涩，未尽其如刀刮竹之旨。所谓如刀刮竹者，谓以轻刀刮竹，遇节而即止。故诀云：涩脉如刀刮竹行也。然丈夫以气为主，女子以血为主，丈夫而见涩脉，则为伤精之证，以其精生于气也。至若女子而见涩脉，则有胎病败血之证，以其胎养于血也。

按《脉经》云：涩而紧痹病。又云：小弱而涩骨。及经云：滑者伤热，涩者中雾露。

按《儒门事亲》云：修弓杜匠，其子妇年三十，有孕已半岁矣。每发痛，则召侍媪①待之，以为将产也。一二日复故，凡数次。乃问戴人，戴人诊其脉涩而小，断之曰：块病也，非孕也。《脉诀》所谓涩脉如刀刮竹形，主丈夫伤精，女人败血。治之之法，有病当泻之，先以舟车丸百余粒，后以调胃承气汤，加当归桃仁，用河水煎，乘热投之。三两日，又以舟车丸桃仁承气汤，泻青黄脓血杂然而下，每更衣，以手向下推之揉之则出。后三二日，又用舟车丸，以猪肾散佐之。一二日，又以舟车丸通经如前，数服病十去九。俟晴明，当未食时，以针泻三阴交穴，不再旬，块已没矣。此与隔腹视五脏者，复何异哉！

【又歌曰】

涩脉关前胃气并。

关前，寸脉也。所以候中者，胸为气海，足阳明之胃经，为多气多血之府。今见涩脉，则为血少，血少则气乘其虚，而并居之故，曰胃气并也。

按《脉经》云：寸口涩，无阳少气。又云：寸口脉涩，是胃气不足，宜服干地黄汤，自养调和饮食，针三里补之。

---

① 媪（ǎo）：年老的妇女。

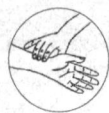

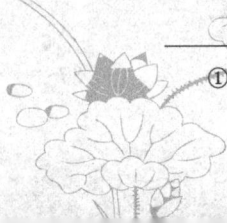

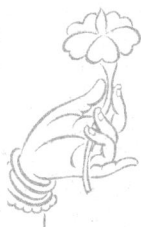

当关血散不能停。

关所以候中焦者也。营出中焦，涩为气多血少，当关而见涩脉，则为中焦之血散而不守。然有气以行之，故不能停止而复下也。

按《脉经》云：关上涩，无血厥冷，又云：关脉涩，血气逆冷，脉涩为血虚，以中焦有微热，宜服干地黄汤、内补散，针足太冲上补之。经云：关上脉涩而坚，大而实，按之不减有力，为中焦实。有伏结在脾，肺气塞，实热在胃中。注云：涩脉与有力反，今并言者，浮之涩大，按之坚涩，故言有力也。

尺部如斯逢逆冷，体寒脐下作雷鸣。

尺部乃寒水之乡，得相火以相济。故一身得以温煖，涩为阴金，尺部而见涩脉，母藏子宫，则金不畏火，是为金寒水冷，而阳翳无光，故体寒逆冷，冷则生气，故脐下作雷鸣也。

按《脉经》云：尺中见涩，无阴厥冷。又云：尺脉涩，足胫逆冷，小便赤，宜服附子四逆汤，针足太冲补之。又曰：尺脉涩，下血下利多汗。

迟脉指法主病

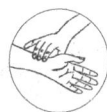

五迟者，阴也。指下寻之，重手乃得隐隐曰迟。主肾虚不安。

迟者，阴土也。何为阴土？土之性也，缓迟则较缓更甚，故亦曰土也。观其指法，则曰重手乃得隐隐，是病在里而为阴可知矣。自古迟则寒，此节独不言寒，而专言肾虚不安者，何也？以迟为阴土，是土不务其德，而乘其所胜。夫土所胜者，水也。肾为水脏，乘其虚而克之，肾其能安乎哉？

按《脉经》云：迟脉呼吸三至，去来极迟。一曰举之不足，按之尽牢。一曰按之尽牢，举之无有。经云：迟则为寒。

【歌曰】

迟脉人逢状且难，遇其季夏不得痊，

神工诊得知时候，道是脾来水必干。

今人皆言三至为迟矣，究未得迟脉之情状也。其于指下寻之，重手乃得隐隐耳。故曰：迟脉人逢状且难也，今人皆言迟则为寒矣，究未尽迟脉之体性也。其理又主脾来克水，肾虚不安，如此则迟脉不专主于寒可知矣。然脉迟而曰遇其季夏不能痊者何也？以迟脉属土，季夏又值土旺之时，水得土而绝，故曰遇其季夏，不能痊也。然季春季秋季冬，皆土旺之日，何独见畏于季夏也？不知季春虽土寄旺之月，而木气尚余，子能扶母，即迟脉来见，土其畏木而不暇克水。季秋亦土季旺之月，而金气尚余，金能生水，纵迟脉来见，子受母荫，而水不畏土。季冬亦土寄旺之月，水适当旺，旺者不受邪，纵迟脉来见，亦无所畏。惟季夏乃土正旺之时，谓之长夏，言其生长于火也。况火为土之母，所畏者水耳。今借居土后，则火挟子势，而反来侮水，夫火乃耗水坚土之物也。今得土以合之，而水未有不涸者矣。故曰：遇其季夏不能痊也。

按经云：迟而涩，中寒有癥结。又云：迟而滑者胀。又云：迟而缓者有寒。仲景曰：如阳明脉迟，不恶寒，身体濈濈然汗出，则用大承气汤。又洁古曰：迟，阴也。季夏，阳也。此证为失时反候，阴盛阳虚。治之宜泻心肺，补肝肾。泻心者，导赤散。补肾者，地黄丸。

【又歌曰】

寸口脉迟心上寒。

寸口，阳位也，所以候胸中者也。心居膈上，迟脉为寒，今见寸口，故曰心上寒也。

按《脉经》云：寸迟上焦有寒，心痛咽酸，吐酸水，宜服附子汤、生姜汤、茱萸丸，调和饮食以暖之。《脉影》云：手足厥冷，气胀攻痛，主上焦寒。

当关腹痛饮浆难。

关，所以候腹中者。关脉见迟，为寒湿之气大作，燥热之气不行。寒湿之气作，故腹痛，燥热之气不行，故饮浆难也。

按《脉经》云：关迟胃中寒，宜桂枝丸、茱萸汤，针胃管补之。《脉影》云：关迟中焦寒，吞酸吐水。

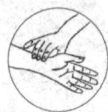

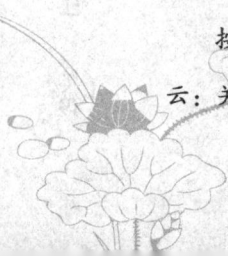

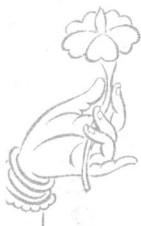

流入尺中腰脚重，浓衣重复地也嫌单。

尺部法地，所以候腰以下之疾者。迟为寒湿之脉，腰脚者，肾之所主。尺部而见迟脉，则为寒湿之气客于下焦，故腰脚重也。人身之所以常温暖者，以下焦命门之真火，得以温分肉也。今尺部而见阴寒之脉，则寒气作，而真火无光，是以厚衣重复也嫌单耳。

按《脉经》云：尺中迟，下焦有寒，背痛。又云：尺脉迟，下焦有寒，宜服桂枝丸，针气海关元补之。

伏脉指法主病

六伏者，阴也。指下寻之，似有呼吸，定息全无。再再寻之，不离三关曰伏。主毒气闭塞，三关四肢沉重，手足时冷。

伏阴，木也。何谓阴木？厥阴之木也。厥阴者，阴之尽也。阴已极，则阳将绝矣。脉之所往来指下者，正以阴阳相维，和合交结，而脉道乃行。今阴已极，而阳将绝，则脉道不行，故指下寻之似有，呼吸定息全无。即《脉经》所云伏脉极重，手按之着骨乃得。然脉之所以往来于寸关尺部者，正以三焦之气，呼吸相通耳。今阴毒之气，壅遏三焦，使荣卫之气不得行于十二经隧之中，故上焦绝则寸不行，中焦绝则关不行，下焦绝则尺不行。虽依稀隐现于寸关尺部之中，而实不能往来于上下，故曰不离乎三关也。四肢者，诸阳之本也。阳气将绝，故四肢沉重，而手足时冷矣。

按《脉经》云：伏脉极重，指按之着骨乃得，一曰手下裁动，一曰按之不足，举之无有，一曰关上沉不出，名曰伏。经云：伏者霍乱。

【歌曰】

阴毒伏脉切三焦，不动荣家气不调，

不问春秋与冬夏，涂涂发汗始能消。

阴毒伏脉切三焦，上文已详言之矣。所谓不动营家气不调者，何也？盖以

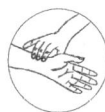

寒伤营，阴寒之气，壅遏三焦，则营气不行。营不行，则脉不出，须得温经发表之剂，如阴毒甘草汤之类，以调其荣气，而后脉始出也。或曰：温经发表，秋冬可施。如遇春夏，岂宜概用？不知阴毒之证，非他病可比，温经散表，阳气方回，虽值春夏，亦宜舍时从证。故池氏曰：积阴冷毒之气，而伏滞于三焦，致卫气不调，荣血不行，三焦之气闭塞。若有此证，不必问四季，须是发散，通其三焦，其病可除也。夫所谓徐徐发汗者何也？洁古曰：渍形以为汗，麻黄附子细辛汤，或秋冬以升麻汤，春夏以麻黄汤，当缓与之。经曰：阴盛阳虚，汗之则愈。予尝读《史记·左编》，一病人以冬月误服白虎，其脉伏而四肢厥冷，诸医拟进四逆理中等剂，东垣曰不可，只宜用轻清之剂，引寒气出于经络之中，如升麻防风羌活等药。其病果愈，是皆徐徐发汗之义也。戴起宗不知此理，谓不当汗，乃引仲景脉浮者，病在表，方可汗等语，独不知仲景亦常曰：少阴病始得之反发热，脉沉者，麻黄附子细辛汤主之。则知发汗又不可以脉之浮沉论也。况阴毒一证，乃一时暴疾，祸如反掌，戴氏误以为荣积卫积脏积，而改作徐徐调理。噫！阴毒伤寒，而可徐徐调理乎哉？诀之所谓徐徐发汗者，非治之徐徐，乃处方之徐徐，如洁古所谓渍形以为汗，又曰当缓与之之谓也。

【又歌曰】

积气胸中寸脉伏。

寸所以候胸中者也。胸为气，每宗气之所行也。今宗气不得随营气而行，故积于胸中，而上部之脉伏矣。

按《脉经》云：寸口脉伏，胸中逆气，噎塞不通，是胃中冷气，上冲心胸，宜服前胡汤、大三建丸，针巨阙、上管，灸膻中。

当关肠癖常瞑目。

肝藏血，脾摄血，肝脾俱候于关。关脉伏，则为肝脾二经不能藏摄其血，斯肠癖之疾生矣。目得血而能视，血脱则目不欲见人，故目常瞑也。

按《脉经》云：关上伏，中焦有水气泄溏，宜服水银丸，针关元，利小便，溏泄便止。

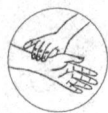

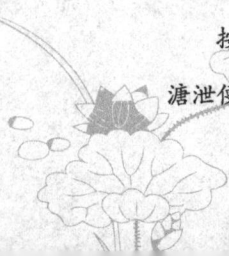

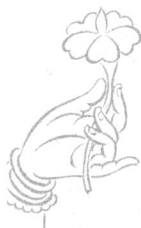

尺部见之食不消，坐卧非安还破腹。

经云：饮食入胃，先入于肝。夫肝，厥阴之木也。今因内伤饮食，宿滞不消，肚腹胀满，欲破而坐卧不安，以至厥阴风木之气壅遏于下，不得上升，故尺部之脉见伏也。治之者，当用吐药，以探吐其宿食，则厥阴风木之气得疏通以上升，而尺部之脉，可以复出矣。经云：上部有脉，下部无脉，其人当吐，不吐者死，此之谓也。上吐字，乃吐药之吐。言用吐药而仍不吐，则死矣。

按《脉经》云：尺中伏，水谷不消。又云：尺脉伏，小腹痛，症疝，水谷不化，宜服大平胃丸、桔梗丸，针关元补之。桔梗丸云结肠丸。

又按东垣曰：食塞胸中，食为坤土，胸为金位。金主杀伐，与坤土俱在于上，而旺于天，金能克木，故肝木生发之气，伏于地下，非木郁而何？吐去上焦阴土之物，木得舒畅，则郁结去矣。此木郁达之也。

濡脉指法主病

七濡者，阴也，指下寻之似有，再再还来，按之依前却去曰濡。主少力，五心烦热，脑转耳鸣，下元极冷。

濡，阴水也。他本俱释为阴金，非也。洁古曰：浮涩弱属金，沉滑濡属水，是以知濡为阴水也。然濡而为不及之水者，何也？谓阳已竭，而阴无所附也。指下寻之似有者，非若他脉之真有，而似乎有也，则为阳已竭矣。再再还来，是阴欲附也。按之依前却去，是阴欲附而无所附也。经云：阳为阴使。今阳已竭，故主少气力。阴无附，故五心烦热。水不足，故脑转耳鸣。阳已衰，故下元极冷。

按《脉经》第一篇，有软脉而无濡脉，要知濡即软也。又云：软脉极软而浮细，一曰按之无有，举之有余。一曰小而软，软一作濡，曰濡者如帛衣在水中，轻手相得。

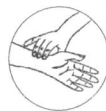

脉诀乳海

【歌曰】

按之似有举之无，髓海丹田定已枯，

四体骨蒸劳热甚，脏腑终传命必殂^①。

按之似有，阴无所附也。举还无，阳已竭也。髓海丹田定已枯，肾水已涸也。四体骨蒸劳热甚，谓水已涸，而虚火煎熬也。脏腑终传命必殂，谓肾病传心，心病传肺，肺病传肝，肝病传脾，脾复传肾。经曰：传终者死，是传其所胜也。

按经云：三部脉濡弱，久病得之，不治自愈，治之死，卒病得之生。

【又歌曰】

濡脉关前人足汗。

关前，阳位也。濡，阳衰之脉也。足汗，多汗也。汗，阴血所化也。阳部而见阳衰之脉，是阳气已虚，不能卫护其阴，则阴气外泄，故其人多汗耳。

按《脉经》云：寸口脉濡，阳气弱，自汗出，是虚损病，宜服干地黄汤、薯蓣丸、内补散、牡蛎散并粉，针太冲补之。

当关少气精神散。

夫精气神，乃身之三宝也。经曰：精生气，气生神，是以精极则无以生气，气少则无以生神。中焦者，荣气之所出也。今关部而见濡脉，则中气大虚，而精与神亦为之耗散矣。

按《脉经》云：关上濡下重。又云：关脉濡，苦虚冷，脾气弱，重下病。宜服赤石脂汤、女萎丸，针关元补之。

尺部绵绵即恶寒，骨与肉疏都不管。

尺所以候下焦者也。尺部而见濡脉，是为阳衰于下，故恶寒。经云：足少阴气绝，则骨枯。少阴者，冬脉也，伏行而温于骨髓，故骨髓不温，即内不着骨；骨肉不相亲，即肉濡而却；肉濡而却，故齿长而枯，发无润泽。发无润泽

---

① 殂（cú）：《说文》：殂，往死也。

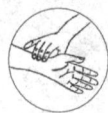

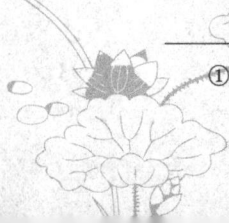

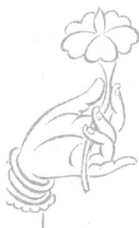

者，骨先死。戊日笃，己日死，土胜水也。

按《脉经》云：尺中濡少血，发热恶寒。又云：尺脉濡，若小便难，宜服瞿麦汤、白鱼散，针关元泻之。《千金翼》云：脚不收风痹。

弱脉指法主病

八弱者，阴也。指下寻之，如烂绵相似，轻手乃得，重手稍无，怏怏[①]不前曰弱。主气居于表，生产后客风面肿。

弱，阴金也。何为阴金？不及之金也。何谓不及之金？指下寻之，如烂绵相似云。然沉脉指法，则曰状若烂绵，而此亦曰如烂绵相似者何也？不知沉为阴水，故寻之似有，举之全无，弱为阴金，故曰轻手乃得，重手稍无。所谓怏怏者，轻手乃得也。不前者，重手稍无也。大抵浮以候气，沉以候血，浮以候阳，沉以候阴。浮以候表，沉以候里。今云重手稍无，是阴已竭也。轻手乃得，是阳欲依也。怏怏不前，是阴已竭，而阳无所依也。经云：阴右，内阳之守也。今阴竭于内，则阳无所依倚，是血已竭，而气独居于表也。大抵于脉多见于生产后，去血过多，客风乘虚而入，乃使面目浮肿也。

按《脉经》云：弱脉极软而沉细，按之欲绝指下。一曰按之乃得，举之无有。

【歌曰】

三关怏怏不能前，只为风邪与气连。

言阴血已竭，而阳无所依，虚邪贼风，与气相连，乘虚而独居于表也。

按经云：弱为虚为悸。

少[②]年得此须忧虑，老弱逢之病却痊。

弱脉阴金也。金象属秋，少年者，春夏之令也。老弱者，秋冬之令也。少

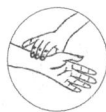

① 怏怏（yàng）：形容不满意，不高兴。

② 少：珍本无此字。

年得之，谓之逆，老弱得之，谓之顺也。

【又歌曰】

关前弱脉阳道虚，关中有此气多疏，

若在尺中阴气绝，酸疼引变上皮肤。

寸，阳位也。寸部见弱，谓之阳道虚。尺，阴位也。尺部见弱，谓之阴气绝。关，阴阳交会之所也。关部见弱，谓之阴阳不相维，故曰气多疏也。然尺部见弱，何以酸疼引变上皮肤也？尺以候肾，肾虚则病酸疼。尺所以候下焦者，卫出下焦。卫气者，阳气也，所以温分肉而实皮肤者也。尺部而见弱，则阴气绝而阳无所依，则不能温分肉而实皮毛，故酸疼引变于皮肤之上也。

按《脉经》云：寸弱阳气虚，关弱无胃气，尺弱少血。又云：寸口脉弱，阳虚自汗出而短气，宜服茯苓汤、内补散，适饮食消息，勿极劳，针胃管补之。又云：关脉弱，胃气虚，胃中有客热，脉弱为虚热作病，其虽曰有热，不可大攻之。热去则寒起，止宜服竹叶汤，针胃管补之。又云：尺脉弱，阳气少，发热骨烦，宜服前胡汤、干地黄汤，针关元补之。

又按仲景曰：假令尺脉弱，名曰阴不足。阳气下陷，入阴中而发热也。

九道脉法论

云岐子曰：九道脉者，从天地九数之理说也。经曰：善言天者，必有应于人。是以天有九星，地有九州。人有九脏，亦有九野。故立九道脉，以应天地阴阳之法也。以长为乾，清阳发腠理。以短为坤，浊阴归六腑。以虚为离，心中惊则血衰。以促为坎，脉进则死，退则生。以结为兑，发在脐傍。以代为中上，主上中下三元正气。以牢为震，前后有水火相乘之气。以动为艮，主血山衰。以细为巽，主秋金有余。此九道脉，以应九脏九宫之法也。

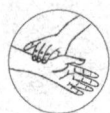

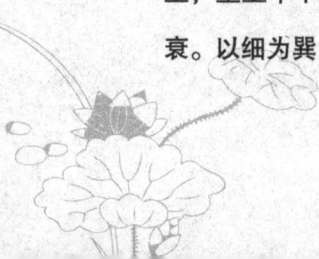

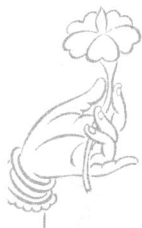

九道脉

长脉指法主病

一长者，阳也。指下寻之，三关如持竿之状。举之有余曰长，过于本位亦曰长。主浑身壮热，夜卧不安。

长者，阳也，乾之象也。易曰：乾之九五，亢龙有悔，此之谓也。经曰：长则气治，何病之有？今则三关如持竿之状，举之有余，过于本位，是长之太过者矣。故主阳邪热毒之气，乘其三焦，阳盛则热，故其见证为浑身壮热也。阳盛则乘其阴，故夜卧不安也。

按洁古曰：长法乾，此阳明脉，故尺寸俱长，身热目疼鼻干，不得卧。当汗，阳化气也。

长脉迢迢度三关，指下来时却又还。阳毒在脏三焦热，徐徐发汗始能安。

长脉迢迢度三关者，言脉三关通度，迢迢而长也。指下寻之却又还者，言脉往来甚盛也。长脉为阳，三关通度，则知阳邪热毒，客于三阴之标，三焦之内皆热也。夫既曰阳毒在脏，而曰汗者何也。洁古曰：在三阴经络中有邪者，是也。无汗乃阴中之阳，可汗而已。是经络无形受邪，法当去之，为三阴标之病也。今阳邪为患，若得微汗，则阴气复舒，阳毒随汗而解矣。正如夏月炎蒸，亢旱得雨，即清凉也。云岐子曰：徐徐发汗者，为在标之深远，急则邪不能出，发之以升麻汤，发在阳明标。一法加羌活麻黄中，治法以地骨皮散，治浑身壮热。

按《脉经》云：寸口脉中手长者，曰足胫痛。

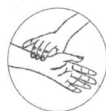

短脉指法主病

二短者，阴也，指下寻之不及本位曰短。主四肢恶寒腹中生气，宿食不消。

短者，阴也，坤之象也。坤属土，脾土旺则能消化饮食。使清阳之气，实于四肢。浊阴之气，归于六腑。自然上下宣通，脉经舒畅，何至有气壅之患也？倘一为生冷宿食所伤，则阳气郁遏于阴中，不得畅达于外，清浊相干，而腹中之冷气生矣。今云指下寻之，不及本位，言其中手而短也。经曰：短则气病。四肢属阳，阳气伏则不能实于四肢，故四肢恶寒也。阳气郁，则胃气不行。故腹中生气，要知皆由宿食不消之所致耳。

按《丹溪心法》曰：长为热流通，短为寒凝结。又《脉经》第一篇载：脉二十四道，有数脉、散脉、革脉，而无长脉、短脉、牢脉，至第九篇，始见长为阳，短为阴之说。又以动为阳，以弦为阴。第十三篇云：夫脉者，血之府也。长则气治，短则气病，数则烦心，大则病进。上盛则气高，下盛则气胀。代则气衰，细则气少。

【歌曰】

短脉阴中有伏阳，气壅三焦不得昌，

脏中宿食生寒气，大泻通肠必得康。

洁古曰：宿食生寒气。何由通肠？谓阴中伏阳故也，使三焦之气，不得通行于上下。故令大泻通肠，使三焦之气宣行于上下，故用巴豆动药也。外药随证应见使之，此在长短脉交论内细说之。病久温白丸，新病备急丹，愚谓短脉阴中有伏阳者，何也？脉不及本位，中手而短也。不及本位，则为阴，中手而短，乃伏阳也。阳气伏于阴中，使三焦之气，郁而不行，故曰气壅三焦不得昌也。然三焦之气，所以壅遏而不行者，由于其人内为生冷宿物所伤，故三焦之阳气不行，而脏腑之寒气生矣。若以大黄、芒硝之药利之，则硝黄性寒，究不

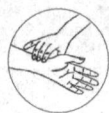

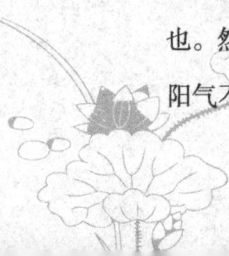

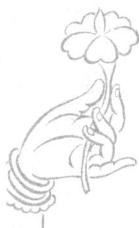

能除其生冷之气，而病终不得除。当以辛热之药，如备急丸之类，大泻其腹中宿物，则三焦之气，可以复行，而病始得康健也。

按经云：短疾而滑酒病。又云：短而数心痛，心烦。《脉经》云：寸口脉中手短者，曰头痛。

虚脉指法主病

三虚者，阴也。指下寻之不足，举之亦然。曰虚：主少力多惊，心中恍惚，小儿惊风。

虚者，阴也。离之象也，离中虚。在天为火，在人为心。心主血脉，血实则脉实，血虚则脉虚。今指下寻之不足，举之亦然，则心血虚矣。心血虚则神无所倚，故少力多惊，心中恍惚。《易》曰：日昃[1]之离，何可久也？若小儿见此虚脉，则易于成惊，何也？小儿乃方长之气，脉当有力，今反见虚脉，则为先天不足，或脾胃虚弱，风火易乘，故主惊风之证也。治之者，宜益其元气，培其脾土，气血充足，而风木不得以乘之，惊风之患，庶可免矣。张世贤释谓治以湿青丸，加减小柴胡汤，则虚虚之祸，其能免乎。

按《脉经》云：虚脉迟大而软，按之不足，隐指豁豁然空。

【歌曰】

恍惚心中多悸惊，三关定息脉难成。

血虚脏腑生烦热，补益三焦便得宁。

心主血脉，心中恍惚而多惊悸，血虚可知矣。及候其脉，则寸关尺部三关之内，寻按俱虚，而不成息数，自非一脏一腑之虚，乃三焦之虚也。夫三焦，五脏六腑之本也。三焦之血虚，则脏腑之烦热生矣。治之者，当补益其三焦。夫心血虚，而曰补益其三焦者，何也？正以心火也，三焦亦火也。补益三焦。即《大

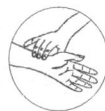

---

① 昃（zè）：太阳偏向西方时。

卷四

99

易》所云：明而作离，大人以继明之义也。不然，则为日昃之离，安可久也。

按《脉经》云：尺脉虚小者，足胫寒痿痹脚疼。

促脉指法主病

四促者，阳也。指下寻之极数，并居寸口曰促。渐加则死，渐退则生。

促者，阳也，坎之象也。夫促而取象于坎，何也？坎，陷也。一阳而陷于二阴之中也。促者数，而并于寸口中，有一止也，故取象于坎也。人身之阴阳和，则脉道往来和缓。今曰指下寻之极数，是阳已盛矣。并居寸口，是阳已盛而驱策其阴血，如人疾趋，时复一蹶也。所谓渐加则死者，阳愈亢而阴愈竭，乃乘危而着鞭，则其死也必矣。若能渐退，则阴阳和合，有既济之功，故曰渐退则生。

按《脉经》云：促脉来去数，时一止复来。

又按黎氏曰：阳邪上忤，故有偏盛。其脉按之有余，举之洪数，不游三关，并居寸口，虽盛疾。必时一止而复来，谓之促。令人三焦不和，气逆而厥，上盛下虚，上溢下绝。其候渐进者死，渐退者生。又刘守真曰：促脉者，阳也，数而时一止也。主聚积气痞忧思所成。亦或热剧失下，则令脉促，下之则平也。

【歌曰】

促脉前来已出关，常居寸口血成斑，

忽然渐退人生也，或若加时命在天。

关，阴阳之交也。已出关则尽溢于寸口矣。并居寸口，则阳并于上阳盛则烈其阴血，而斑疹生焉。洁古曰：升多而不降，前曲后倨，如操带钩曰死。渐退者，以阳得阴则解。加进之者，独阳脱阴，故知命在天也。池氏曰：促脉急而数，其脉溢，关至寸口，乃水火相乘，而风壅血气衰，故发血斑。其脉渐加溢进即死，退居本位即生。

按《脉经》云：寸口脉促上击者，曰肩背痛。

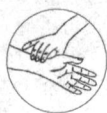

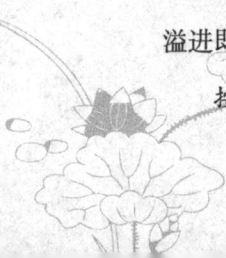

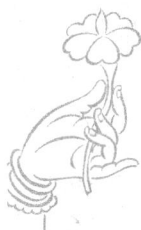

结脉指法主病

五结者，阴也。指下寻之，或来或往，聚而却还曰结。主四肢气闷，连痛时来。

结者，阴也，兑之象也。兑为泽，阴阳和而后雨泽降。今指下寻之，脉道或往或来，聚而却还，是阴独盛而阳不能入也。即《脉经》所谓缓时一止复来者曰结。为血留而不行，气滞而不散，是龙蟠而不雨也。四肢属阳，血留而不行，气滞而不散，则阴阳不相维，故四肢气闷矣。连痛时来者，即下文之大肠疼痛也。

按《脉经》云：结脉往来缓，时一止复来，按之来缓时一止者，名结阳。初来动止，更来小数，不能自还，举之则动，名结阴。

又按刘守真曰：结脉者，迟缓而时一止为阴也。主阴盛发躁烦满，乃阳厥极深，以至身冷脉微欲绝而缓弱。时一止者，亦胸烦躁，此止为热极而非寒也，皆须以标本明之。

【歌曰】

> 积气生于脾脏傍，大肠疼痛阵难当，
>
> 渐知稍泻三焦火，莫谩①多方立纪纲。

脉结而云积气者，何也？凡人之身，左属肝主血，右属肺主气。结脉象兑，兑居西方，为人生之右，当知有积气生于脾脏之傍，肚腹之右也。然积气而生于脾脏之傍者，何也？《营卫生会》篇曰：谷气入胃，以传于肺，五脏六腑，皆受其气。又《营气篇》曰：谷入于胃，乃传于肺，流溢于中，布散于外。专精者，行于经隧②，常营无已，终而复始，是谓天地之纪。故气从手太阴出，注手阳明。云：今脉而见结，如人步履维艰。而复见一蹶，是脾胃之气，不能转输于肺，而肺又不能传送于大肠，是以留滞于脾脏之傍，而为积气故也。然脉

---

① 谩（mán）：欺骗，欺诳，蒙蔽。

② 隧：清抄本为"随"，据珍本改。

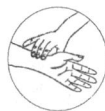

结而云大肠疼痛者，何也？辛不病而庚病也。辛不病而庚病者，何也？辛于丙合为水，寒气主之。庚于乙合为金，燥气主之。辛金者，阴金也，肺金是也。庚金者，阳金也，大肠是也。以阳金之燥气，留滞于大肠，故阵阵而作疼痛也。然大肠痛而泻三焦火者何也？以燥气近于火，金其畏火者也。阴金受制于脏，阳金受制于腑，从其类也。夫大肠者，腑也。故受制于三焦。治之者宜泻三焦之火，不使助其燥金之气，则痛自减，而疾自瘳矣。但结脉终属于阴脉之极，不得峻用苦寒，亦不得急于攻伐，只宜稍泻三焦之火可也。诚恐后人以腹痛之故，误投辛热，则津液枯而燥愈甚，求其愈也难矣。故叮咛告诫之曰：莫谩多方立纪纲也。

按李东垣《兰室秘藏》七圣丸，治大肠疼痛，不可忍，全引用此诀。附七圣丸方：羌活一两，郁李仁汤浸去皮、另研、一两五钱，大黄八钱，煨槟榔、桂去皮、木香、川芎，以上各五钱。上除郁李仁另研入内，共为细末，炼蜜为丸，如梧桐子大。每服三五十丸，白汤下。食前取大便微利，一服而愈。切禁不得多利大便，其痛滋甚。又按刘守真《痔疾论》曰：手阳明大肠，名曰害蜚。《六元正纪》论阳明又曰：司杀府大肠，谓害蜚谓金，能害五虫。又曰：司杀府谓金主杀，既有此二名，何以自生虫？盖谓三焦相火盛而能制阳明金，故木来相侮。《内经》曰：侮谓胜已也。木主生五虫，叔和云：风主生于脾脏傍，大肠疼痛阵难当，渐觉稍泻三焦热，莫谩多方立纪纲。此言饮酒多食热物，脾生火热，而助三焦气盛，火能生土也。当泻三焦火，热退，使金得气而反制木，木受制则五虫不生，病自愈矣。

代脉指法主病

六代者，阴也。指下寻之，动而复起，再再不能自还，曰代。主形容羸瘦，口不能言。

六代者，阴也，中土之象也。代而谓有中土之象者，何也？谓其动而中止也。然促结之脉，亦动而中止，不谓之土也，以促结虽动而中止，无有常数。

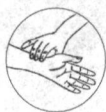

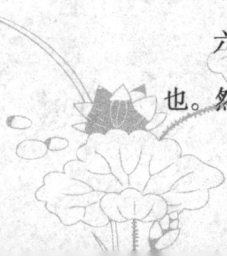

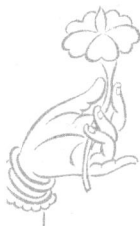

代则不然，动而中止有常数也。何谓止有常数？假令五动一止，仍是五动也。七动一止，仍是七动也。代有常数，而谓之土者何也？以土主信，不失其期也。凡病之不失其期者，皆土之为病也。动而中止，不失其期。而谓之代者何也？谓一脏无气，而以他脏代之也。平人之脉，一动肺，二动心，三动脾，四动肺，五动肾。周而复始，至五十动不止，以成大衍之数，故曰平人。假令七动一止，谓心脏无气，再而后起，不能自还，是心脏无气而脾脏代之也。故所主之病，形容羸瘦，形已脱矣，口不能言，气已脱矣。形气俱脱，不死何为。

按《脉经》云：代脉来数中止，不能自还，因而复动，脉结者生，代者死。又刘守真曰：代脉者主缓弱而无力，不能动，因而复动，病必危而死。

【歌曰】

> 代脉时时动若浮，再而复起似还无，
>
> 三元正气随风去，魂魄冥冥何所拘。

代脉时时，其状若浮。但浮脉按之有神无间断，代脉按之无根而有间断。虽有时再起，而止有常数，是一脏气绝，而以他脏代之也。夫神所以御气，气所以御精，三者互摄，则魂魄自相拘守。今脉而见代，则三元之精气神已散，而魂魄亦相离而失守，不死何为？此节正与肺脏歌内魂将魄共连之句，互相遥映。

按《脉经》云：代散则死。

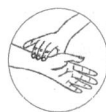

牢脉指法主病

七牢者，阴也。指下寻之即无，按之即有，曰牢。主骨间疼痛，气居于表。

七牢者，阴也，震之象也。震为雷，云岐子谓其有水火相乘之气，今指下寻之即无，按之即有曰牢。牢者坚牢也，其脉沉弦有力，动而不移，乃病根深痼，而成不拔之势也。指下寻之即无，表虚也。按之即有，里实也。所谓里实者，邪气实。所谓表虚者，正气虚也。在内之邪气固，则水火相煎，故骨间疼痛。在外之正气虚，则血不外荣，而气独居于表。

按《脉经》第一篇：有革[①]脉而无牢脉。《千金翼》以革为牢，其《脉经》则曰革脉有似沉伏，实大而长，微弦。

【歌曰】

> 脉入皮肤辨息难，时时气促在胸前，
>
> 只缘水火相刑克，欲待痊除更问天。

脉入皮肤，则轻手于皮肤之上，不见其脉，即前指下寻之即无也。凡脉有往来，则辨息易矣。今云辨息难言，按之即有，而且坚牢不移其处，及举之皮肤之间，不见其有脉。夫肺为华盖，乃五脏六腑之首，居于胸中，主气而司呼吸者也。今肺气衰，则火来乘之，木来薄之。水者，金之子，所以制火者也。今金气衰，则不能生水，火反乘金之势而煎熬其水，犹釜底之薪燔，而釜中之水涸也。时时气促者，只缘水火交战于胸中，互相刑克，呼虽出于心肺，吸不得归于肾肝，故时时气促。即经云：不及则所胜妄行，所生受病，所不胜薄之也。由此观之，四大分张，五行乖乱，欲望其痊除也难矣。

按《脉经》云：平三关病候，并治宜。第三篇内寸口无牢脉，于关部则曰关脉牢。脾胃气塞盛热，则腹中响，响宜服紫菀丸、渴脾丸，针灸胃营泻之。于尺部，则曰尺脉牢，腹满，阴中急，宜服葶苈子茱萸丸，针关元、丹田、中极。

动脉指法主病

八动者，阴也。指下寻之似有，举之还无。再再寻之，不离其处，不往不来，曰动。主四体虚劳，崩中血痢。

八动者，阴也。艮之象也。艮为山止之象也。经云：阴者藏精而起亟也。

---

① 革：清抄本为"半"，据珍本改。

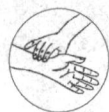

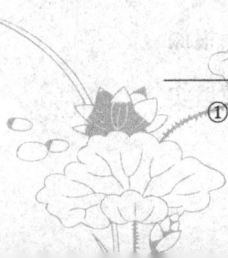

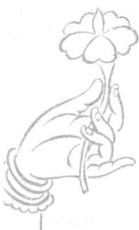

所谓藏精而起亟者，何也？言人身之阴血，每从阳气以行，数数而起应，故能随阳行于十二隧之中，流注冲任之内，故女子月事以时下而无疾病矣。倘阴血不能随阳气以行，则蓄于内，积止如山，积久而忽下，如山之崩也。今云指下寻之似有，举之还无，谓阴血不能随阳气而行也。不离其处者，谓血蓄于内，止而不动也。不往不来者，谓血不随阳气以行，而脉道不往来也。夫气，血之帅也。血之不行，由于阳气之不能帅血，以行四肢，诸阳之本也。气既不能帅血以行，故四体虚劳。阴血积久，有时而忽溢，在女子则为崩中，在男子则为血痢耳。

　　按《脉经》云：动脉见于关上，无头尾，大如豆，厥厥然动摇。《伤寒论》云：阴阳相搏，名曰动。阳动则汗出，阴动则发热，形冷恶寒。数脉见于关上，上下无头尾，如豆大，厥厥动摇者，名曰动。又经云：动为痛为惊。

【歌曰】

　　　　动脉根源气主阴。

　　夫人身有阴阳二气，非止于气为阳，血为阴也。要知气血者，有形之阴阳。阴阳者，无形之气血。阴阳和，则气血相守而不相离，常营行于经隧之中，循环无已。今脉而见动，则为阴阳不相维。阳动而阴静，静则易以止，故血伤不行，止久而忽下也。究其根源，乃因阴气不能随阳气以行耳。

　　　　三关指下碍沉沉，血山一倒经年月。

　　池氏曰：动在指下，隐隐按之，沉沉如水中一石。轻举之脉不动，重按之微有力而碍指，乃阴虚内损，女人经血来如山崩不止，治之宜八珍汤。

　　　　智士名医只可寻。

　　此非利语也，庸医但见崩中之疾，以为血热妄行，徒用凉血之剂，或用药以劫之，殊失治崩之旨矣。不知崩中之疾，由阳气不能帅血而行，阴血不能起亟而应之，以至冲脉停留，月事不能以时下，久之而溢出，故如山之崩漏而下耳。法当大补其气，使阳生而阴长，阳气壮，得以帅血而行，不至有停积之患，则崩漏自止矣。若非智士名医，安能达其元奥也哉？

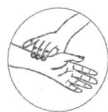

细脉指法主病

九细者，阴也。指下寻之，细细似线，来往极微曰细，主胫酸髓冷乏力泄精。

九细者，阴也。云岐子取象于巽，主秋金有余。夫巽者风也，言人之精血衰冷，如秋风之微弱萧瑟也。气主煦之，血主濡之。气血盛则能变化精微，内渗骨空，以实其骨髓，外荣肌肉，以淖泽毛发。今指下寻之，脉道细细似线，且来往极微，是从弦上减至极细而微矣。仲景曰：弦则为减，又曰减则为寒，今减之又减，以至极细而微，则为肾水虚冷可知矣。所以精道不固，则内无以实骨空，而胫寒髓冷，乏力泄精之证作矣。

按《脉经》云：细脉小大于微，常有但细耳。

【歌曰】

乏力无精胫里酸，形容憔悴发毛干，

如逢冬季经霜月，不疗其疴必自痊。

血盛则脉盛，血衰则脉衰。上文言脉道细细似线，来往极微则脉道衰矣。足胫属肾，胫酸属虚，皆由无精以实骨空，以至胫酸而乏力也。血不足则不能华色，而形容憔悴，精不足则不能淖泽肌肤，发毛干枯。然春夏为阳，秋冬为阴。春夏脉当浮大，秋冬脉当沉细。若秋冬而见此细脉，则为顺四时，其病当不治自愈。若春夏见此沉细之脉，是于长养之时，而见凋残之气，则为反四时矣，安能保其无大咎也。

按《脉经》云：寸口脉细，发热吸吐，宜服黄芩龙胆汤。吐不止，宜服橘皮桔梗汤，灸中府。又云：关脉细，脾胃虚腹满，宜服平胃茱萸蜀椒汤、白薇丸，针灸三管。

又按《三部九候论》云：尺脉细而急者，筋挛痹不能行。又云：尺脉细微溏泄，下冷利。

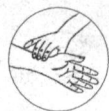

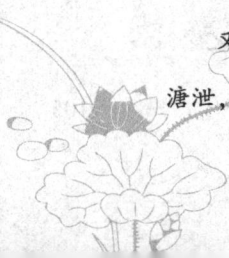

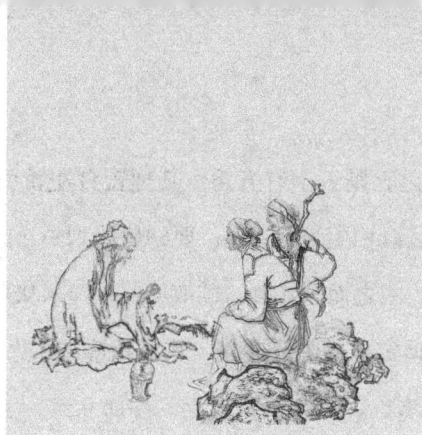

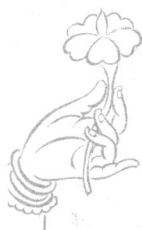

卷　五

论《脉诀》合《河图》《洛书》

　　凡为医者，必察乎色脉之吉凶。欲察色脉之吉凶，必察乎五行生克。欲察五行之生克，必观乎《河图》《洛书》之理数。夫海藏王氏者，乃医之翘楚也。述其师东垣老人之元奥，而著为一书，曰《此事难知》。首载医之可法者十人，其中有箕子之《洪范》，与叔和之《脉诀》。则知叔和之《脉诀》，当与《洪范·九畴》并传而不朽矣。所以叔和以七表为阳，其数奇。八里为阴，其数偶。复有九道之脉，以配八卦九宫，共成二十四脉，以配二十四气，其意盖亦深且远矣。

　　而说者有谓二十四脉不足尽脉之神情，以诋毁叔和之《脉诀》。不知二十四脉，乃诸脉之纲领，亦犹易之有八卦也。岂亦将曰八卦不足以尽易之理，而诋毁羲皇乎哉？朱子曰：天以阴阳五行，化生万物。人在天地之间，是亦物也。但物得其偏，人得其全耳。然物亦有得阴阳五行之全者，《河图》《洛书》是也。如不明阴阳五行之理则已矣，苟欲明阴阳五行之理，舍《河图》《洛书》奚自焉？然亦未可易言也。必知夫《河图》《洛书》之所以然，而后可以由堂而入室焉。吾先试以《河图》之原委，浅显言之。夫《河图》者，当伏羲之时，有龙马负图而出于河，岂别有其图，龙马负之而出欤？是即龙马背上，毛旋罗纹，自然有如是。一六在下，二七在上，三八在左，四九在右，五十居中，合上下

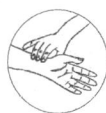

左右中间之罗纹共计之，则五十有五焉。其理盖自左转而东，而南而中而西，复始而北，顺而行之，以相生为用者也。要知伏羲胸中，原自有阴阳五行之理，一见斯物，适合于中，因之而画八卦。乾南坤北，离东坎西，震东北，兑东南，巽西南，艮西北。天地定位，山泽通气，雷风相搏，水火不相射，乾坤纵而六子横，相为对待以立本也。复于八卦之上，各加八卦，上下交错，八而八之，再变而为六十四矣。彼时但有图画，而无文字，然而千变万化之理，不外乎此，所谓伏羲先天八卦者是也。嗣后文王被囚，因衍易始变先天八卦而为后天，置乾于西北，退坤于西南，长子用事，而长女代母，坎离得位，兑艮为耦，震兑横而六卦纵，迭为流行，以致用也。复广八八六十四卦，而为三百八十四爻，文王系卦，周公系爻，易于是乎有辞。孔子生于周末，晚作十翼，先天后天，互相发明，而易之道始大备，是则《河图》之大概也。试再以《洛书》之原委言之。夫洛书者，乃大禹治水之时，有神龟负书而出于洛，岂别有其书，神龟负之出欤？是即其神龟背上自然之文，重迭纵横，状如折甲。其文则载九履一，左三右七，二四为肩，六八为履，共计其上下左右中间之点数，则四十有五焉。要知禹王胸中，原自有乘除消长之理，一见斯物，适合于心，因之而成九畴。其理盖自此右转而西而南而东而中，逆而行之，以克为用者也。降至箕子，复衍其意，而作《洪范》，以陈武王彝伦攸叙。迨乎后世，去圣日遥，又遭秦厄，其理虽在，其数莫传。赖有宋儒九峰先生，广西山之家学，畅考亭之师传，复衍其图，左右交错，九而九之，而成八十一畴。畴各有名，名各有辞，亦如易之八八六十四卦，以明阴阳五行之理，谓之《皇极内篇》，补前人之阙绝，发后学所未闻，而九畴之理复著焉。是则各书之大概也。然《河图》之与《洛书》，虽时有先后，数有多寡，至以一六为水，二七为火，三八为木，四九为金，五十为土，其理则一而已。但河图则合上下以成卦，其数偶，洛书则合左右以成畴，其数奇。一三五七九，奇也，阳也，天也。二四六八十，偶也，阴也，地也。河图则左转以相生，洛书则右旋以相克，使生而不克，则生者无从而裁制，克而不生，则克者亦有时而间断。天九者，洛书之数也。而伏羲氏之八卦，纵横斜正，数皆用九，是《河图》而已具《洛书》之理矣。十者，《河图》之数

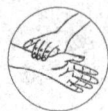

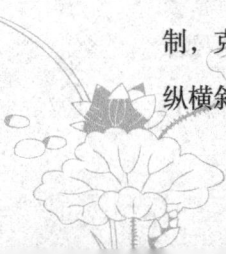

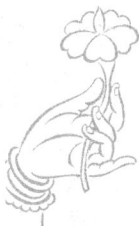

也。而大禹王之九畴，纵横斜正，数皆十五，是《洛书》而复具《河图》之理矣。故先儒有言，《河图》《洛书》，相为经纬者此也。人生于五行之中，亦惟是生克之理而已。试观叔和左右手诊脉歌，则以四十五动为一息，言五行之相制，制胜极，则不能生去，《洛书》五九之数也。于杂病生死歌，则又以五十不止为无病者，取其生生不息，不息则能久，是法《河图》大衍之数五十也。然千载以下，能窥其奥者，唯洁古一人而已。观洁古《脉数通论》，有曰：夫脉乃五行之数，各有生成之用，相克之数，木得金而伐，火得水而灭，金得火而缺，土得木而亏，水得土而绝，五脏应五行，各有相生相胜之理，得相生者愈，相胜者死。此论若不通五脏交变相传，及虚实顺逆，无由入此理趣也。噫！夫洁古东垣之师也，东垣又海藏之师也，其家学渊源，相与潜心乎《脉诀》如此，其他如刘守真、张子和、李希范、云岐通真诸子，莫不引用《脉诀》，载在典籍者，不可胜数。何物戴起宗，坐井小天，不识《河图》《洛书》之旨，乃以左右手六部歌诀，尽改四十五动为五十动，何其有面无目，有目无心也。奈何复有吠声之徒，厌常喜新，随众喧喝，亦以《脉诀》为不足法，且妄立其说，以误后人。抑思尔之成见，果有过于洁古东垣诸名贤否欤？不则，是犹仰天而唾也，于《脉诀》何与哉？予于是书，究心十有余载，始得略见一斑，以故不惜蛇添，于各部之下，详明注释，庶不负作者之苦心，俾后学诸君，勿为邪说所蔽云尔。

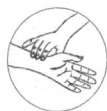

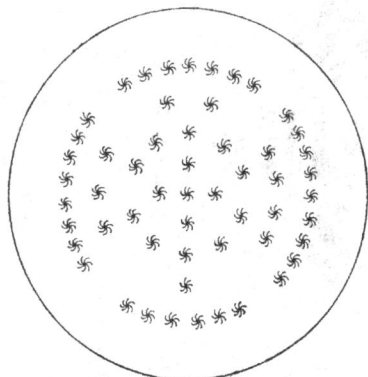

河图

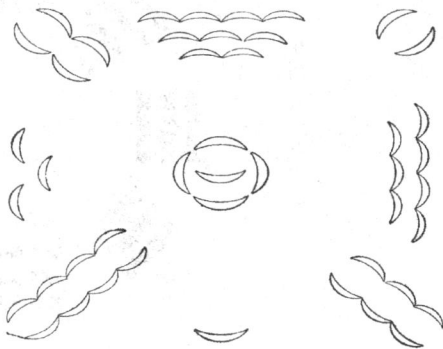

洛书

一六居下，二七居上，三八居左，四九居右，五十居中。

东北内阳外阴，西南内阴外阳，此四时之象也。

阳生于子，天一生水也。阴生于午，地二生火也。

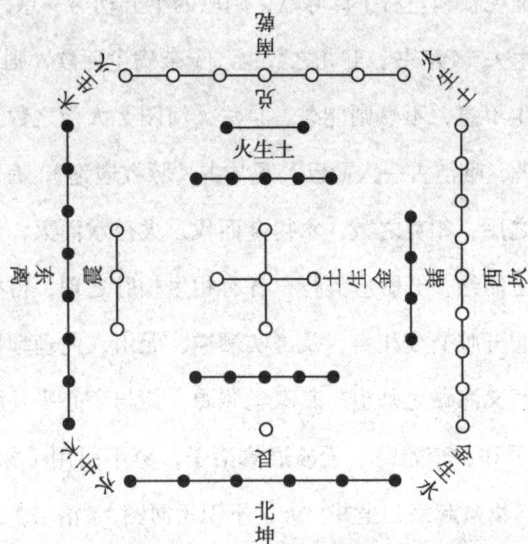

河图左转五行相生为用之图

说卦传曰，天地定位，山泽通气，雷风相搏，水火不相射，八卦相错，数往者顺，知来者逆，是故易逆数也。

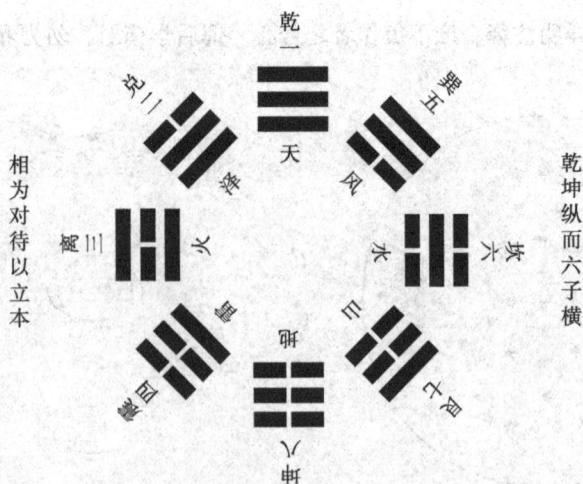

伏羲先天八卦之图

易说卦传曰：帝出乎震，齐乎巽，相传乎离，致役乎坤，说言乎兑，战乎

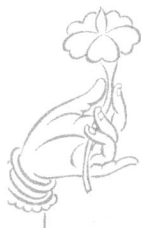

乾，劳乎坎，成言乎艮。邵子曰：文王八卦，置乾于西北，退坤于西南，长子用事，而长女代母，坎离得位，兑艮为耦，乃入用之位，后天之学也。

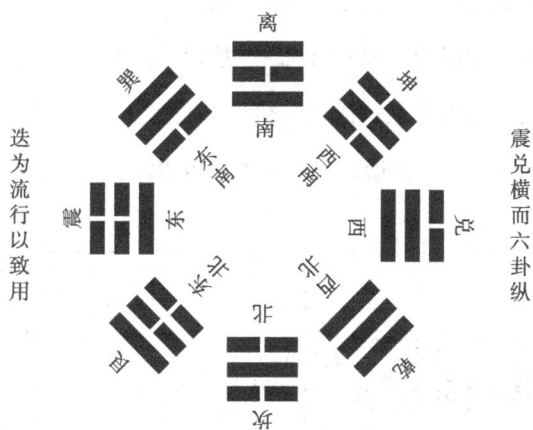

文王后天八卦之图

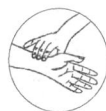

六十四卦之图

坤	剥	比	观	豫	晋	萃	否
坤坤	艮坤	坎坤	巽坤	震坤	离坤	兑坤	乾坤
谦	艮	蹇	渐	小过	旅	咸	遁
坤艮	艮艮	坎艮	巽艮	震艮	离艮	兑艮	乾艮
师	蒙	坎	涣	解	未济	困	讼
坤坎	艮坎	坎坎	巽坎	震坎	离坎	兑坎	乾坎
升	蛊	井	巽	恒	鼎	大过	姤
坤巽	艮巽	坎巽	巽巽	震巽	离巽	兑巽	乾巽
复	颐	屯	益	震	噬嗑	随	无妄
坤震	艮震	坎震	巽震	震震	离震	兑震	乾震
明夷	贲	既济	家人	丰	离	革	同人
坤离	艮离	坎离	巽离	震离	离离	兑离	乾离
临	损	节	中孚	归妹	暌	兑	履
坤兑	艮兑	坎兑	巽兑	震兑	离兑	兑兑	乾兑
泰	大畜	需	小畜	大壮	大有	夬	乾
坤乾	艮乾	坎乾	巽乾	震乾	离乾	兑乾	乾乾

脉诀乳海·

一合九而为十，二合八而为十，三合七而为十，四合六而为十，此《洛书》以虚数相合，而为四十者也。若九畴则以实数相合，而为五十矣。天一居坎，坎为水。先物，故一五行地。二居坤，坤效法成象，故二五事天。三居震，震兴作厚民，故三八政地。四居巽，巽为鸡知时，故四五纪天。五居中，立极统外，故五皇极地。六居乾，乾为君父，故六三得天。七居兑，为幽通灵，故七稽疑地。八居艮，艮成物可验，故八数微天。九居离，离明体有辨，故有福极之用，

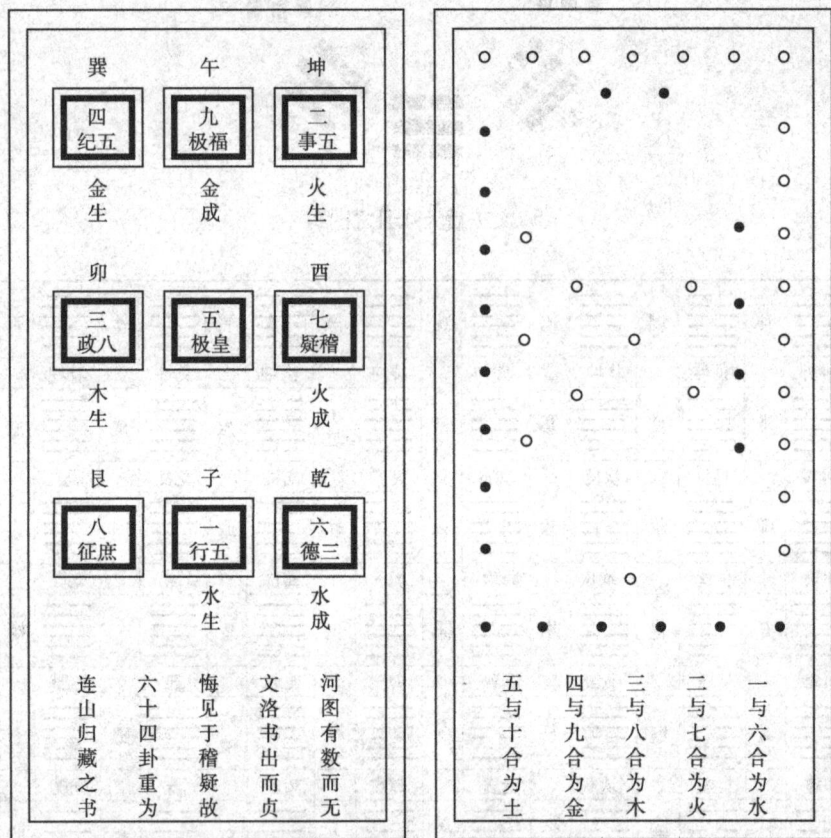

巽	午	坤
四纪五	九极福	二事五
金生	金成	火生
卯		酉
三政八	五极皇	七疑稽
木生		火成
艮	子	乾
八征庶	一行五	六德三
	水生	水成

河图有数而无文
洛书出而贞悔见于稽疑
故六十四卦重为连山归藏之书

一与六合为水
二与七合为火
三与八合为木
四与九合为金
五与十合为土

洛书本文生成数图

戴九履一，左三右七，二四为肩，六八为足。

水克火，火克金，金克木，木克土，土克水。

《河图》以相生为序，故左行。自北而东而南而中而西，复始而北。《洛书》以相克为序，故右转自北而西而南而东而中之始于此。

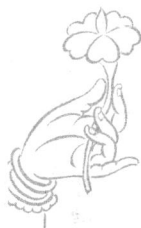

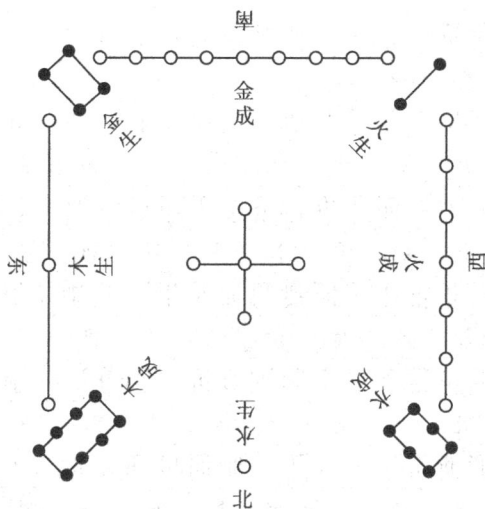

洛书右转五行相克为用之图

春秋纬曰：河以通天，出天苞，雒以流地，出地符。河通于天，龙马负图以出于天，其位一六居下，二七居上，三八居左，四九居右，五十居中，雒[①]流于地。神龟负书以出于雒，其位戴九履一，左三右七，二四为肩，六八为足。邵子曰：圆者星也。历纪之数，其肇于此乎。方者土也，书地分门州之法，其仿于此乎？图出马背旋毛文，故圆曰图。书出龟背拆甲，故长曰书。

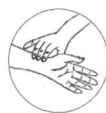

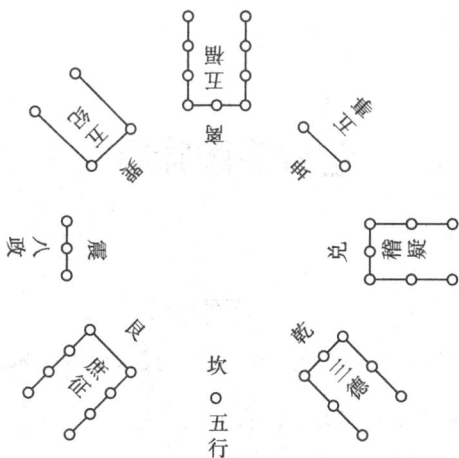

九畴本洛书图

---

① 雒（luò）：古书上指白鬣的黑马。古同"烙"，烙印。

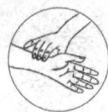

脉诀乳海·

终	戎	分	用	中	公	从	冲	原
结	讼	郤	伏	益	交	振	潜	
养	收	禽	过	章	育	祈	守	
遇	实	远	疑	盈	壮	常	信	
胜	宾	迅	寡	锡	兴	柔	直	
因	危	惧	饰	靡	欣	易	蒙	
壬	坚	除	戾	庶	舒	亲	间	
固	革	弱	虚	决	比	华	须	
移	报	疾	昧	豫	开	见	厉	
随	止	克	损	升	晋	获	成	

皇极内篇左右交错九九八十一畴之图

皇极内篇左右交错九九八十一畴之图

左右手诊脉歌

左右须候四频率。

经曰：左右者，阴阳之道路也。故人之左尺水生左关木，左关木生左寸火，左寸火生右尺火，右尺火生右关土，右关土生右寸金，右寸金生左尺水。又左寸火克右寸金，右寸金克左关木，左关木克右关土，右关土克左尺水，左尺水克左寸火。一往一来，左右互相生克，即《洪范·九畴》以左右合，而明吉凶之义也。然亦须随其四时以诊之，假令左关肝脉固宜弦长，而春三月左右手六

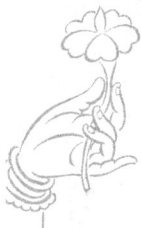

部中，亦须带弦，又令右寸肺脉固宜浮涩，若秋三月左右手六部中，亦须带涩，故曰左右须候四时脉也。

四十五动为一息。

张世贤曰：动，脉至也。息，脉止也，非呼吸之息也。愚谓平人之脉，循环无已，虽四十五动之外，无有已时。而此云四十五动为一息者，言其脉之一小周也。犹之以三百六十日为一岁，非三百六十日之外，有一上而后为第二岁。所谓以四十五动为一息者，体九畴之数，五九四十五也。五则五行之气，全九则九畴之数备矣。

指下弦急洪紧时，便是有风兼热极。

弦急，不缓也。洪紧，大而不和也。弦急洪紧四脉皆阳，诸阳为热，热则生风，故曰便是有风兼热也。

忽然匿匿慢沉细，冷极缠身兼患气。

匿匿，隐而不现也。慢，迟也。匿慢沉细四脉皆阴，诸阴为冷，冷即生气，故曰冷疾缠身兼患气也。

贼脉频来问五行。

贼脉，鬼克之脉也。如心脉沉细，肝脉涩小，脾脉弦急，肺脉洪大，肾脉迟缓。又令春脉涩短，夏脉沉迟，季夏脉弦长，秋脉洪散，冬脉缓慢，是皆贼脉，须问五行之克我者是也。

屋漏雀啄终不治。

屋漏，迟缓而一止也；雀啄，急数而一止也。二者皆为脾气绝，屋漏为脾之阳气绝，阳行速也。雀啄为脾之阴气绝，阴行迟也。脾主中州，灌溉五脏六腑，脾家之元阴元阳既绝，则十二经俱危矣，故曰终不治。

按经云：脉病人不病，脉来如屋漏雀啄者死。注云：屋漏者，其来既绝而止，时时复起而不相连属也。雀啄者，脉来甚数而疾绝止，复顿来也。又经言：得病七八日，脉如屋漏雀啄者死。注云：脉弹人手如黍米也。

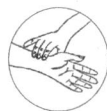

脉诀乳海

左手寸口心脉歌

左手头指火之子。

诸家诠注，以子字为传写之误，非也。言医者，以第一食指探病人之左手寸脉，乃心脉也。《阴阳应象大论》云：南方生热，热生火，火生苦，苦生心。夫心既为火之所生，独非火之子欤。

四十五动无他事。

四十五动无他事者，亦当准前九畴之数，须得四十五动不易，则无他故矣。张世贤释谓其数之动法，不依五行相克，非也。

三十一动忽然沉，顿饭却来还复此。

凡心脉当取之六菽之重，言其浮中即当见也。今诊得其脉于三十一动止，忽然而沉，夫沉水也。必重手乃见，且顿饭之时，方得复浮而起。夫心火也，三十一动，以五五除之，则余其六，六为水之成数。以六五除之则余其一，一为水之生数，合生成之数俱水。洁古曰：火得水而灭也。张世贤谓三十一动，轮在肺上，肺上见沉，乃金生水，水渐盛，则火灭，觉太牵强。

按经云：左手寸口脉偏动，乍大乍小不齐，从寸口至关，关至尺，三部之位，处处动摇，各异不同。其人病仲夏传之此脉，桃花落而死。

春中诊得夏须忧，夏若得之秋绝体，秋脉如斯又准前，冬若候之春必死。

若春中诊得此脉，则奉长者少矣。夏若诊得此脉，则奉收者少矣。秋若诊得此脉，则奉藏者少矣。冬若诊得此脉，则奉生者少矣。张世贤谓三月者，天道小变之节，亦未必然，今则准《四气调神论》释之，方合经旨。

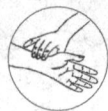

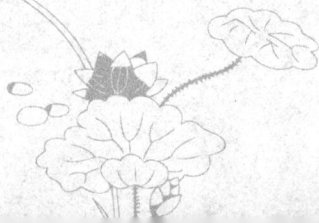

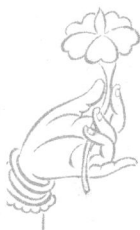

左手中指肝脉歌

左手中指木相连，脉候须还来一息。

此言医者，以中指探病人之左手关脉，乃肝木也。其脉亦须还准前五九之数为一大息，则无病。

二十六动沉却来，肝脏有风兼热极。

若诊得二十六动上而见一沉，则为肝脏有风兼热极矣。何也？二十六动，以五五除之，则余其一，一为水之生数。以四四除之，则余其六，六为水之成数。合生成之数，皆水，是母来抑子。肝为风木，子挟母势，而风热愈炽，故曰肝脏有风兼热极矣。

二十九动涩匮匮，本脏及筋终绝塞。

匮匮，涩貌，涩为金脉，肝脉见涩，为金来克木。况二十九动上见之，以五五除之，则余其四，四为金之生数，以四五除之，则余其九，九为金之成数，合生成之数俱金。洁古曰：木得金而伐矣。夫肝主筋，故曰本脏及筋终绝塞也。

一十九动便沉沉，肝绝未闻人救得。

夫肝为木，今见一十九动，而沉以二五除之，则余其九，九为金之成数。以三五除之，则余其四，四为金之生数，合生成之数俱金。洁古曰：木得金而伐矣。

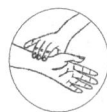

左手尺部肾脉歌

左手肾脉指第三，四十五动无疾咎。

言病人左手尺部，医者以第三无名指探之，亦须准前五九四十五动而不歇，是无疾咎之脉也。

按经云：左手尺部脉，四十动而一止，止而复来，来逆如循直木。如循张弓弦，絚絚^①然如两人共引一索，至立冬死。《千金方》作至立春死。

> 指下急急动弦时，便是热风之脉候。

弦为风木，急急动弦为风而兼热，是母挟子势，而为风热之候也。然此病易治，为子扶母兮瘥速，有余之证也。

> 忽然来注慢慢极，肾脏败时须且救，
>
> 此病多从冷变来，疗之开破千金口。

倘诊得肾脉，忽然来往，慢慢而极，言迟而又迟也。迟则为寒，肾为寒水，当有既济之功。今肾部而见极迟之脉，是纯阴无阳，其肾脏之败可知矣。然犹有可救之理，应知此病多从虚极变而为寒，谓之不足，其病难已。必须大剂温补，未可轻言治疗也。

> 二十五动沉却来，肾绝医人无好手；
>
> 努力黄泉在眼前，纵活也应终不久。

夫肾者，水也。今见二十五动，而沉以四五除之，尚余其五，五乃土之生数，以三五除之，尚余其十，十乃土之成数，合生成之数皆土。洁古曰：水得土而绝矣。其能久乎哉？

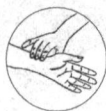

右手寸口肺脉歌

> 右手指头肺相连，四十五动无忧虑，急极明知是中风。

言医人以食指探病人之右寸，乃肺脉也。亦须准前五九四十五动而不歇，则无忧虑矣。若诊得其脉患极而弦，是为金衰不能制木，而风热愈盛，知为中风之候矣。

按经云：右手寸口脉遍沉伏，乍小乍大，朝来浮大，暮来沉伏，浮大即太过，上出鱼际，沉伏即下，不至关中，往来无常，时时复来者，榆叶枯落而死。

---

① 絚：大绳索。

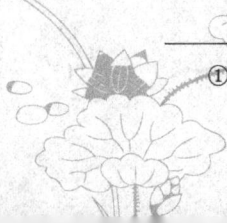

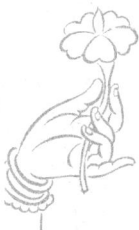

更看二十余七度，忽然指下来注慢，

肺冷莫言无大故，一朝肺绝脉沉沉，

染病卧床思此语。

诊得肺脉，于二十七动上，忽然来往慢慢而迟迟，则为寒，其肺冷可知矣。然不得谓之无大故也，倘不以为意，于二十七动上一变慢而为沉，则肺将绝矣。何也？二十七动以四五除之，尚余其七，七为火之成数，以五五除之，尚余其二，二为火之生数，合生成之数俱火，则肺金受伤，染病卧床，悔将何及也。

十二动而又不来，咳嗽吐脓兼难补，

发直如麻只片时，扁鹊也应难救获。

倘诊肺脉，于十二动上而又不见其来，夫肺金也。十二动以二五除之，尚余其二，二为火之生数，以一五除之，尚余其七，七为火之成数，合生成之数俱火。洁古曰：金得火而缺也。金被火伤，则咳嗽吐脓，欲泻其肺，则肺已受伤，欲补则反助贼邪。及其终也，则发直如麻，纵有卢扁，有何益焉？

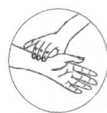

右手中指脾脉歌

右手第二指连脾，四十五动无诸疑。

此言医者以第二中指探病人右关，乃脾脉也。亦须准前五九四十五动之数而不歇，则不必疑其有疾厄也。

急动名为脾热极，食不能消定若斯。

脾脉宜和而缓，今则动而急，乃脾土为风热所乘，失其运化之机，故不能磨谷而消食矣。

欲知疾患多为冷，指下寻之慢极迟。

脾喜温而恶寒，今诊得其脉慢而且迟。迟则为寒，是知所生之病为冷也。

吐逆不定经旬日，胃气中心得几时。

脾属土，在变动为哕。今吐逆不定，而经旬日之久，旬日十日也。土之生数五，成数十。吐逆自五日以至十日，则生成之数俱过，而吐犹不定，脾败可知矣。脾败则恶气冲胃，胃之上心也，心为君主之官，而为恶气所犯，纵生能得几时也。

右手尺部命门脉歌

> 右手命门三指下，四十五动不须怕。
>
> 一十九动默沉沉，百死无生命绝也。

凡人有五脏六腑，或又曰六脏五腑，《难经》固已言之，而犹未见其畅达也。天有五行，水、火、木、金、土。人有五脏，心、肝、脾、肺、肾。然五行之中，各有阴阳，合为十干。甲丙戊庚壬，阳也。乙丁己辛癸，阴也。在人亦有阳阴，阴者为脏，心肝脾肺肾是也。阳者为腑，胆胃大肠小肠膀胱是也。若然，则为五脏六腑矣，何以有十二经脉为哉？不知天有十干，地有十二支，人亦有十二脏腑，以配天之三阴三阳，风热暑湿燥寒是也。故经曰：厥阴之上，风气主之，中见少阳。少阳之上火气主之，中见厥阴。所以在人则肝络胆，胆络肝，心包络三焦，三焦络心胞也。又曰：太阴之上，湿气主之，中见阳明。阳明之上，燥气主之，中见太阴。所以在人则脾络胃，胃络脾，肺络大肠，大肠络肺也。又曰：少阴之上，热气主之，中见太阳。太阳之上，寒气主之，中见少阴。所以在人则心络小肠，小肠络心，肾络膀胱，膀胱络肾也。故人之十二经，分候于左右手寸关尺之六部。浮以候表，沉以候里，浮以候腑，沉以候脏，不易之论也。然左寸则以候心与小肠矣，左关则以候肝与胆矣，左尺则以候肾与膀胱矣，右寸则以候肺与大肠矣，右关则以候脾与胃矣。然则心包之与三焦，舍右尺奚候焉？夫两尺皆肾也，左曰肾，右曰命门。而手厥阴，手少阳，寄旺于此。夫厥阴风木也，少阳相火也。手厥阴既为风木，故其生克之理，亦当与足厥阴肝木同其好恶，故诀曰：右手命门三指下，言医人以第三指探病

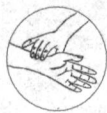

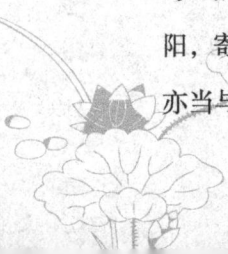

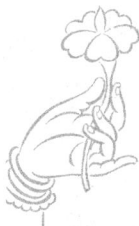

患之右尺，乃命脉也。其脉亦须准前九畴之数，四十五动而不歇，则手厥阴心包之气全矣，故曰：不须怕也。若数得一十九动上默然而沉，以三五除之，尚余其四，四乃金之生数，以二五除之，尚余其九，九乃金之成数，合生成之数皆金。则风木之生气被克，故曰百死无生命绝也。

按刘守真曰：经云七节之傍，中有小心。杨上善注《太素》曰：人之脊骨，有二十一节，从下第七节之傍，左者为肾，右者为命门。命门者，小心也。又曰：右肾命门小心，为手厥阴包络之脏，故与手少阳三焦，合为表里。故脉同出，见手右尺也。

指下急急动如弦，肾脏有风尤莫治。

言诊得右手命脉急，而又急动之如弦。夫右尺又主少阳相火，少阳乃春生之木，相火乃龙雷之火，今诊得其脉弦而且急，是为风火相煽。要知火与风皆耗水之物，而肾水伤矣，故曰肾脏有风尤莫治也。

七动沉沉更不来，努力今朝应是死。

此言右尺又为命门真火，其脉当流利而滑沉。今于七动之上，沉而又沉，不能复来，夫七，火之成数也。于七动上沉而不至，则命门之真火绝矣。然此一点真火，乃人身之根本，今既已绝，又安得其久待耶？

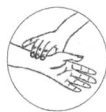

诊杂病生死候歌

五十不止身无病，数内有止皆知定。

前诀以四十五动为准，而此诀又以五十动为准者。何也？盖前诀以左右手各部中，见其有止，即于止之数，准《洪范》五九之数，以断死生，即洁古论中所谓相胜者死也。此诀以脉之大概言，但取五脏之气，全与不全，以定死生，故用大衍之数五十也。大抵人身之脉，昼夜循环，无有已时。脉见一动，乃循一脏，五动乃循五脏，遍五十动，是十次五脏，而犹循环不已。则五脏皆受气，而大衍之数足矣，即洁古论中所谓得相生者愈也。故曰：身无病。若于五十动之中，忽有一代，及至再动，每代皆如前数，即可依其代数之远近，而定其死期也。熊宗立释中，谓四十动一止为肾脏先绝者，非也。夫人之死，岂必从肾先死耶？凡诊他人脉者，须澄心静气。如七诊之法，然后以指探病人，一手之脉数过五十动，不见有止，再探病人，一手之脉亦数过五十动，不见有止，然后以指当部推求，每部须数过四十五动，不见有止，方无大故。若或一手或两手，或一部或几部中，有歇指处，即从此歇指后，第一动数起，看是几动一止，谓有常数。谓无常数，以断其吉凶。要知一手候过五十动，两手则百动矣。又于一部候过四十五动，六部共计二百七十动矣。并前百动，计共三百七十动。更欲候其表里阴阳，虚实寒热。其间工夫，正自不少。何以今之诊脉者，将手探脉，未一茶顷。便曰：我已得其情矣。且自炫其纯熟，以欺愚蒙，不知脉之形状，即可纯熟，而知脉之至数，不可以纯熟而促。以此欺人，实自欺也。后之君子，其勉之哉。

四十一止一脏绝，却后四年多没命。

三十一止即三年，二十一止二年应。

十五一止一年殂，以下有止看暴病。

《脉经》云：脉来五十动而不止者，五脏皆受气即无病，四十动而一止者，一脏无气，却后四年死。以至十动一止者，四脏无气岁中死，此王氏《脉经》也。正与此诀相为表里，奈何戴起宗复引经文而疑之曰：肾绝六日死，肝绝八日死，心绝一日死，果此脏气绝，又安能待四岁三岁乎？斯言一开，至使后人并《脉经》而疑之矣。不知五脏之中，有精、有气、有神，有先天元阴、后天元阴，先天元阳、后天元阳，非止于血肉之形质已也。《脉诀》与《脉经》所言，乃五脏无形之精气，不能流动充满，年月日久，渐次损坏，以至有形而后死，故于数岁之前，脉上而即见止也。故经曰：四十动一止，一脏无气，以至十动一止，为四脏无气。戴起宗不善读书，而以一脏无气之"气"字，误认为有形之败坏，则误矣。至于《内经》所言肾绝六日死，肝绝八日死，心绝一日死者，乃五脏之精气神，或为七情，或为六欲，或为六淫，一时暴伤而绝。故又曰：以下有止看暴病，非所论于此也。

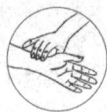

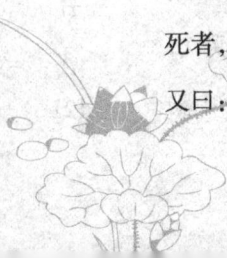

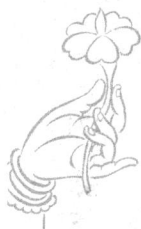

诊暴病歌

两动一止即三四，三动一止六七死，

四动一止即八朝，以此推排但依次。

池氏曰：暴病喜怒惊恐，其气暴逆，致风寒暑湿所侵，病生卒暴，损动胃气而绝，即死不过数日也。脉两动而一止，乃胃气将绝，犹得三四日方死。三动而一止，乃胃气将尽，犹得六七日谷气绝尽方死。仿此而推，若至十五动而一止，乃死期在于一年也。张世贤曰：脉两动而见一代，其人死期三四日间。三动而见一代，死期六七日间。四动而见一代，死期八日。以此推之，一动得两日之数，其故何也？十干系五行也。五行有阴阳金木水火土，阴阳各得两日，二氏之说，皆为有理。愚谓前诀言常病，是五脏无形之元气，渐渐损伤，以至有形之物败坏，故以几脏无气，断死期之远近。此诀言暴病，是五脏有形之物依然，乃五脏无形之元气暴绝，故以几脏尚存之气，断死期之远近。何也？盖以脉一动，循行一脏，脉五动，循行五脏。今云二动而脉一代，则三脏之气已绝，故曰三四日死。若三动而脉一代，则为二脏之气已绝，故曰六七日死。若脉四动而一代，则为一脏之气已绝，尚可延至八日而死也。

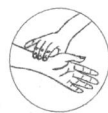

形证相反歌

健人脉病号行尸。

即如前诀所云：春中诊得夏须忧之类。又如前诀所云四十一止，四年三十一止，三年之类。人虽无病，而脉已病，死期不远，而步履如常，故名曰行尸耳。

病人脉健亦如之。

如病泄泻失血，产后形容羸瘦，脉反见洪大而数健者，为病脉相反，亦死证也。又经曰：形肉已脱，九候虽调犹死也。

长短瘦肥并如此，细心诊候有依稀。

张世贤释云：长人脉短，短人脉长，肥人脉小，瘦人脉大，皆为死候。亦未必然，何也？夫长人脉短，则诚是矣。若云短人脉长，肥人脉小，瘦人脉大，比比皆然，而未见其死也。前脉赋中，男女长幼大小已详言之矣。不若吴文炳释曰：肥脉沉结，瘦脉长浮，人短脉促，人长脉长，违反不和者死。此说为当。

诊四时病五行相克歌

春得秋脉定，知死死在庚申辛酉里。

春旺木，其脉弦长，秋旺金，其脉涩短。春得秋脉，金来克木，况庚申辛酉皆金旺日，故知必死。

夏得冬脉亦如然，还与壬癸为期尔。

夏旺火，其脉浮洪，冬旺水，其脉沉实。夏得冬脉，水来克火，况壬癸子亥皆水旺日，故知必死。

严冬诊得四季脉，戊己辰戌还是厄。

冬旺水，其脉沉实，土旺四季，其脉缓大，冬得四季之脉，土来克水，况戊己辰戌皆土旺日，故知必死。

秋得夏脉亦同前，为缘丙丁相形克。

秋旺金，其脉涩短，夏旺火，其脉洪大，秋得夏脉，火来克金，况丙丁巳午，皆火旺日，故知必死。

季月季夏得春脉，克在甲寅病应极，

值逢乙卯亦非良，此是五行相鬼贼。

季月，辰戌丑未月也。季夏，即未月也。季月，乃土寄旺之月，季夏乃土

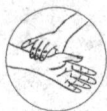

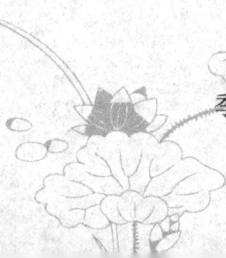

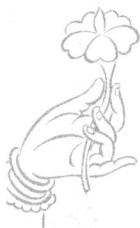

旺之时，土旺四季，其脉缓。木旺春，其脉弦于季月，季夏诊得其脉弦长，乃木来克土，况甲寅乙卯，皆木旺日，故知必死。

诊四时虚实歌

春得冬脉只是虚，更兼补肾病自除，

若得夏脉缘心实，还应泻子自无虞。

张世贤曰：经云实则泻其子，虚则补其母。

夏秋冬脉皆如是，在前为实后为虚。

张世贤曰：夏秋冬之所诊，皆如春法，从前来者为实邪，从后来者为虚邪。

春中若得四季脉，不治多应病自除。

张世贤曰：春中二月分也。四季脉，脉缓大也。于二月中而得四季之脉，乃妻来乘夫，谓之微邪。况二月乃木帝旺之时，故不治自愈。

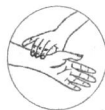

伤寒歌

伤寒热病同看脉，满子透关洪拍拍，出至风门过太阳，一日之中见脱厄，

过关激有慢腾腾，直至伏时重候觅。

张世贤曰：寒者，冬气也。冬时严寒，万类深藏。君子固密，不伤于寒，触冒之者，乃名伤寒。伤寒不即病者，其寒毒藏于肌肤中。至夏至前，变为温病。夏至后，变为热病。然其发起，皆伤寒所致也。故看脉之法相同。洪拍拍，即洪惊也。伤寒之病，一日巨阳，二日阳明，三日少阳，四日太阴，五日少阴，六日厥阴，六日传经已毕，其病当愈，七日不愈，邪应复传，其脉洪大，而透过三关，从风门穴而出，过于太阳之经，其邪欲散，一日之中，当得汗而愈矣。其脉过关微带缓慢，其邪至太阳亦迟，日间不汗，直至伏时再等候其汗也。伏

时，即临卧时也，承日中而言。

掌内迢迢散漫汗，干瘵疼疗多未的。他本无此二句大凡当日问程途，迟数洪微更消息。

张世贤曰：伤寒热病未汗，脉须浮洪，既汗，脉当安静。散漫之脉，不汗而愈，其平复未可全许也。愚按伤寒一证，谓之大病，与杂病不同，变幻多端，疑似不一，学人须要整等时日，另下工夫，潜心仲景之书，熟玩节庵之论，访之时贤，执之专门，庶不负为人之司命也。岂古人立三百九十七法，一百一十三方，反不如今人之便捷也。奈今之医者，不读仲景之书，不采诸贤之论，几句油腔，一味活套，便曰我能治伤寒矣。及乎临证，则茫无所措，强以杂病之法治之，所以当汗不汗，不当汗而汗，当下不下，不当下而下。误人岂浅鲜哉！即以古人尚论之，亦尺有所短，寸有所长，伤寒一证，乃仲景所长，非叔和所长也。夫孔子非不知乐也，但不若师旷之聪耳。孔子非不知射也，但不若养由之神耳。叔和非不知伤寒也，但不若仲景之圣耳。故叔和于伤寒数则，不甚畅明，或以年远，颇有错简，此正不必为叔和讳也。予故于此诀，亦不敢为诠释，姑存之以俟后之高明者。

【又歌曰】

热病须得脉浮洪，细小徒费用神功。

诊阴病见阳脉者生，阳病见阴脉者死，此伤寒之大法也。若诊得其脉细小，是阳病得阴脉者死矣。

汗后脉静当便瘥，喘热脉乱命应终。

汗后邪退，脉当平静，今身反大热而喘，脉躁疾而乱，此名阴阳交，交者死。

阳毒歌

阳毒健乱四肢烦，面赤生花作点斑，狂言妄语如神鬼，下利频多喉不安。

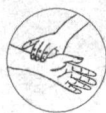

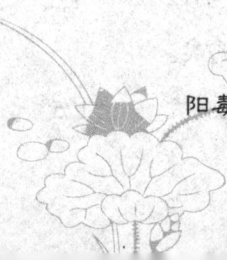

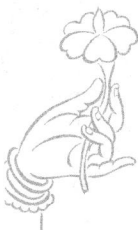

汗出遍身应大瘥，鱼口开张命欲翻，有药不辜但与服，能过七日便能安。

池氏曰：阳证宜汗而解之，如失汗则邪传入脏，瘀热在里不散，致病健乱烦躁，面赤发斑[1]，狂言妄语，如见鬼神，下痢瘀血。如此危证。病传在里，不当汗，又加之遍身自汗，口如鱼口开强者死。能过七日，乃过经阳热退，方有可救之理。池氏之言如此，予曰不然。夫阳毒之为病也，非由表而传入于里也。乃阳邪热毒，一时表里俱伤，如面赤健乱而发斑点，乃阳毒攻其表也。狂言妄语下痢，乃阳毒攻其里也。内外俱为阳毒所伤，若得汗出，则亢龙有悔，应豁然病退而大瘥矣。汗出而病犹不瘥，及鱼口气粗，则正不胜邪，而命欲翻矣。然而阳病易已，不可谓其必死，而勿加救疗也。如解毒化斑之剂，不妨与服。倘能延过七日，则可生矣。过七日则阳极而阴生，所谓七日来复是也。

阴毒歌

> 阴毒伤寒身体重，背强眼痛不堪任，
>
> 小腹急痛口青黑，毒气冲心转不禁，
>
> 四肢厥冷惟思吐，不利咽喉脉细沉，
>
> 若能速灸脐轮下，六日看过见喜深。

阴毒伤寒者，非传入之阴，乃阴毒之气，一时表里俱伤也。如身重背强，眼痛口青黑，四肢厥冷，乃阴毒攻于表也。小腹痛，气冲心，思吐而咽喉不利，乃阴毒攻于里也。内外俱为阴毒之气所伤，然阴病难已，当灸丹田以回阳抑阴，况六日则阴已极矣。过此不死，延至七日，则一阳来复，或可望其生云[2]。

按《活人书》云：阴毒脉疾，七至八至以上，疾不可数者，正是阴毒已深也。六脉沉细而疾，尺脉短小，寸口脉或大，若误服凉药，则渴转急，有此之证者，便急服辛热之药，一日或二日便安。若阴毒渐深，其候沉重，四肢逆冷，

---

① 斑：据珍本改，清抄本为"班"。

② 云：据珍本改，清抄本为"去"。

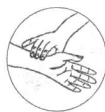

腹痛转甚，或咽喉不利，心下胀满结硬，燥渴虚汗不止，六脉俱沉细而疾。一息七至以来，有此证者，速于气海关元二穴灸三二百壮，以手足和暖为效，仍兼服正阳散。

又按刘守真云：然既脉疾，七至八至以上，疾不可数者，正是阳热极甚之脉也。世俗妄传阴毒诸证，以《素问》验之，皆阳热亢极之证，但热于内在里极深，身表似其阴寒者也。及夫经云亢则害，承乃制也，谓五行之道，实甚则过，极则反，以克己者也，是谓兼化。如万物热极，而反出水液，以火炼金，热极而反化为水，是以火极，而反以水化也。

杂病生死歌

腹胀浮大是出厄，虚小命殂须努力。

腹胀之病，有寒有热，有虚有实，有久有暴，病证不同，治法各异。大抵皆由于阳气外虚，阴气内积。诊得其脉浮大，则阳气尚不甚虚，阴气犹不甚积。且诸阳为表，阳气易已，故曰出厄。若脉虚小，则脾胃已虚，病当在里，诸里为阴，阴病难已，故曰命殂。

按《巢氏病源》曰：腹痛者，由阳气外虚，阴气内积故也。阳气内虚，受风冷邪气，风冷，阴气也。冷积于脏腑之间不散，与脾气相壅，虚则胀，故腹满而气微喘。诊其脉，右手寸口气口以前，手阳明经也。脉浮为阳，按之牢强，谓之为实。阳实者，病腹满气喘嗽，左手关上脉，足少阳经也，阴实者，病腹胀满，烦扰不得卧也。关脉实，则腹满响，关上脉浮而大，风在胃内，腹胀急，心内澹澹①，食欲呕逆。关脉浮，腹满不欲食，脉浮为是虚满，左手尺中，神门以后脉，足少阴经，沉者为阴。阴实者，病苦小腹满，左手尺中阴实者，肾实也，苦腹胀善鸣。左手关后，尺中脉浮为阳，阳实者，膀胱实也。苦少腹满，

---

① 澹澹：恬静、安然的样子。

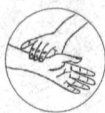

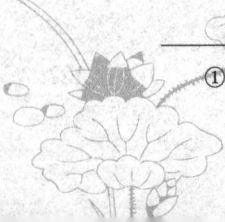

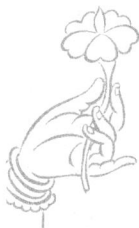

引腰痛。脉来外涩者，为奔腹胀满也，病苦腹满而喘，脉反滑利而沉，皆为逆，死不治，腹胀脉浮者生，虚小者死，其汤熨针石，别有正方。

下利微小却为生，脉大浮洪无瘥日。

下利之证，虽在脾肾，其见证在于大肠。大肠属庚金，脉若微小，则火犹不甚，而庚金无伤，故曰生。若遇浮大^①而洪，则为丙火来克庚金，其邪方炽，故曰无瘥日也。

按《儒门事亲》云：肠澼下脓血，脉沉小流通者佳^②，数疾且大有热者死。经云：肠澼便血，身热则死，寒则生。又云：肠澼下白沫，脉沉则生，浮则死。又云：肠澼下脓血，脉悬绝则死，滑大则生。又云：肠澼之属，身热脉不悬绝，滑大者生，悬涩者死，以脏期之。又云：肠澼筋挛，其脉小细，安静者生，浮大紧者死。洞泄食不化，不得留下，脓血，脉微小迟者生，紧急者死。又云：泄注，脉缓明小结者生，浮大数者死。

恍惚之病定癫狂，其脉实牢保安吉。寸关尺奇沉细时，如此未闻人救得。

《五十九难》曰：狂癫之病，何以别之？然，狂之始发，少卧而不饥，自高贤也，自辨智也，自贵倨也，妄笑好歌乐，妄行不休是也。癫病始发，意不乐，直视僵仆，其脉三部阴阳俱盛，经言如此，所谓阴阳俱盛者，即诀所谓实牢也。若寸关尺部沉细，是于三部阴阳俱盛，相反则正气已衰，故云未闻人救得也。戴起宗《脉诀刊误》，复引《难经》重阴为癫，谓阴部内见沉涩微短脉，是阳脉不见，而阴独盛，故为癫疾。殊失《难经》之旨矣，何也？据《刊误》之意，"盛"字当作"甚"字，若仍作或字，则非沉涩微短可知矣。

按《二十难》云：重阳者狂，重阴者癫，疑于《五十九难》中错简者。《脉经》云：诊得癫疾，虚则可治，实则死。又云：癫疾脉实坚者生，脉沉细小者死。又云：癫疾脉搏大滑者，久久自已，其沉小急实不可治，小坚急，亦不可治。

《巢氏病源》云：脉虚则可治，实则死。又云：紧弦实牢者生，脉细小者死。

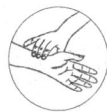

---

① 大：据珍本改，清抄本为"火"。

② 佳：据珍本改，《清抄本》为"住"。

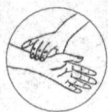

消渴脉数大者活，虚小命殂厄难脱。

数大者，阳有余而阴不足，尚可补阴以配阳。若脉虚小，则阴阳俱亏，求其厄脱，不亦难乎。

按经云：消渴脉数大者生，细小浮短者死。又云：消渴脉沉小者生，实坚大者死。

水气浮大得延生，沉细应当是死别。

经云：少阴何以主肾？肾何以主水？曰：肾者，至阴也。至阴者，盛水也。肺者，太阴也。少阴者，冬脉也。故其本在肾，其末在肺，皆积水也。又曰：肾何以能聚水而生病？曰：肾者，胃之关也。关门不利，故聚水从其类也。上下溢于皮肤，故为胕①肿。胕肿者，聚水而生病也。经言如此，究之由于脾土虚弱，不能制肾水，以至泛滥皮肤而为病。若脉浮大，尚有可生之理，盖浮属风，大属火，风与火皆能耗水，况浮大为阳，阳病易已。脉若沉细，沉细为阴水，则水愈横流而土愈飘没，其不至于死也，盖亦鲜矣。

按《脉经》云：水病脉洪大可治，微细者不可治之。云：水病胀闭，其脉浮大软者生，沉细虚小者死。又云：水病腹大如鼓，脉实者生，虚者死。

霍乱之候脉微迟，气少不语大难医。

三部浮洪必救得，古今课定更无疑。

《巢氏病源》曰：诊其脉来代者霍乱。又曰：脉代而绝者亦霍乱。霍乱脉大可治，微细不可治。霍乱吐下脉迟气息劣，口不欲言者，不可治。观巢氏之说，正与《脉诀》相符，非为臆说。戴起宗刊误，谓《脉经》所无，以《脉诀》为自创之例，何其谬哉！而《刊误》所论，皆循纸上筌蹄，并未临证消息之耳。夫霍乱者，乃冷热不和，清浊相干，以致卒然心腹绞痛，其疾挥霍撩乱，故名霍乱。其始发也，则乱于里。甚则手足厥逆，而脉沉伏，不足为怪。将解，则循手足阳明之窍以出，在上则吐，在下则泻，其脉渐复而出矣。若不吐不泻，脉亦不出，手足厥逆，目闭而不欲言，此为阴霍乱，乃危证也。若内服大温之剂，外用灸关元气海之法，亦有能活者。

①胕（fū）：浮肿。

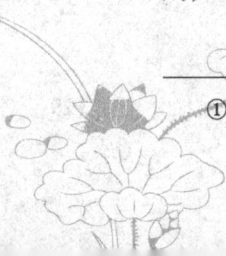

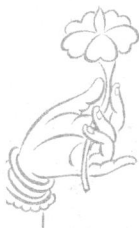

鼻衄吐血沉细宜，忽然浮大即倾危。

血虚，脉虚，理也。今吐衄二病，皆失血之证也。血既去，其脉当沉细无力，今反见浮大，浮大属火，乃火逼血而错经妄行，无已时也。

病人脉健不用治，健人脉病号行尸。

所谓不用治者，乃不治自愈也。前诀形证相反，歌云健人脉病号行尸，病人脉健亦如之。所谓亦如之者，即《内经》所云：形肉已脱，九候虽调犹死也。此诀所云，正恐后人滞于前诀，而复歌曰：病人脉健不用治，健人脉病号行尸。亦得经所云：形肉有余，脉气不足死，脉气有余，形肉不足生。又仲景曰：脉病人不病，名曰行尸。以无生气，卒眩仆不识人则死。人病脉不病，名曰内虚，以无谷神，虽因无苦。《刊误》亦知有此二说。乃不为此诀之释，而故为前诀之释，其偷心为何如也？

按《脉经》云：人病脉不病者生，脉病人不病者死。

心腹痛脉沉细宜，浮大弦长命必殂。

巢元方曰：心腹痛者，由脏腑虚弱，风寒客于其间，邪气发作，与正气相击，上冲于心则心痛，下攻于腹则腹痛，上下相攻，故心腹绞痛气不得息。诊其脉，左手寸口人迎以前脉，手少阴经也，沉者为阴，阴虚者病苦心腹痛，难以言心，如寒伏心腹疛[1]痛不得息，脉沉小者生，大牢疾者死。心腹痛，脉沉细小者生，浮大而疾者死。《刊误》引用《巢氏病源》而不及此，是诚何心哉？

按经云：心腹痛，痛不得息，脉细小迟者生，坚大疾者死。

顿痛短涩应须死，浮滑风痰必易除。

头为诸阳之会，其痛因不一也。短涩为阴脉，故非所宜。若脉见浮滑，浮则为风，滑则为痰，驱逐风痰，其病自已。故曰：必易除也。

按经言：形脉与病相反者死，奈何？然，病若头痛目痛，脉反短涩者死。

中风口噤迟浮吉，急实大数三魂孤。

《巢氏病源》曰：诸阳经皆在于头，三阳之经，并络入颔颊，夹于口，诸阳

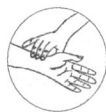

---

① 疛（xū）：病。

为风寒所客，则筋急，故口噤不开也，诊其脉迟者生。《准绳》云：风邪中人，六脉多沉伏，亦有脉随气奔指下洪盛者. 迟浮吉，坚大急疾凶。大抵中风之证，风火居多。《绀珠经》曰：以火为本，以风为标，心火暴甚，肾水必衰。肺金既摧，肝木自旺，如脉浮而迟，浮则风犹在表，迟则火犹不炽，故以为吉。若急实大数，则风火炽盛，而中脏入里矣，其病必凶也。

鱼口气粗难得瘥，面赤如妆不久居。

《脉经》云：病人口如鱼口，不能复闭，而气出多不反者死。是人身之元气，不得归于丹田，奔越而上，故口如鱼口而气粗也。面赤如妆者，虚阳载上也。

中气发直口吐沫。

张世贤曰：发乃血之余，心不能生血，发必焦枯梗直。涎乃脾之液，脾绝则涎不收摄，故涎从口中吐出也。

喷药闷乱起复苏。

晞范曰：咽主咽物，咽为胃之系，下连胃脘，为水谷之道路。胃经为风痰所扰，闷乱而药不下咽，喷吐于其外，岂可望有苏醒之期！张世贤释起当作岂，愚谓亦不必改，诀之意，皆言有时闷乱，有时苏醒，暂开复闭，终为不起之证也。

咽喉拽锯水鸡响。

咽喉者，气之道路也。风痰壅塞，道路窒碍，故作水鸡之声也。

摇头上窜气长嘘。

凡人之头，犹木之梢，火之尖也。风火相煽，故摇头上窜。张世贤曰：气长嘘，出多入少，皆真元散失之候也。

病人头面青黑暗。

青属肝，黑属肾，倘色明润，犹有可生之理，更加惨暗，则肝肾已绝矣。

汗透毛端恰似珠。

经曰：六阳气俱绝者，则阴与阳相离；阴阳相离，则腠理泄绝，汗乃出，大如贯珠，转出不流，则气先死。

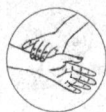

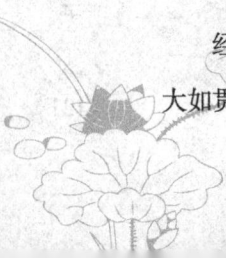

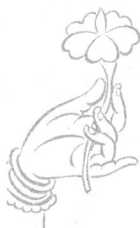

眼小目瞪不须治。

经云：睛不转而仰视，此太阳已绝。

诈汗如油不可苏。

别本"诈"字为"作"字，若依"油"字义，当作榨汗，言阴阳相离，逼迫其汗以外泄，如油之滑而不流也，已其并中风死候也。

内实胀腹痛满盈，心下牢强干呕频，

手足烦热脉沉细，大小便涩死多真。

肚腹胀满而痛，心下牢强而呕，手足烦热而大小便涩。池氏谓其内实结绝，气不宣通，若脉大有力，下之犹有可生之理。今脉反见沉细，则又不可下，是阳证而见阴脉也，死可知矣。

外实内热吐相连，下清注谷转难安，

忽然诊得脉洪大，莫费神功定不瘥。

外实者，表实而无汗，则热气不得外泄而内迫肠胃，迫于胃故呕，迫于肠故下利清谷。肠与胃，手足阳明也。阳明为燥金，反见洪大之脉，是火来克金，鬼克之邪也，望其瘥也难矣。张世贤曰：既泻之后，脉当细小，反得洪大，此为不治之证。勿听子以"内热"字疑为"冷"字，非也。

内外俱虚身冷寒，汗出如珠微呕烦，

忽然手足脉厥逆，体不安宁必死拚。

勿听子曰：阴盛阳绝则外寒，故汗出如珠而不流。无阳则四肢逆冷，致脾胃无所养，故呕烦，此恶候也。问得脉实而滑，尚有可生之理，谓阴病见阳脉者生也。愚谓身体手足冷，而厥且汗出不止，此阳将脱也。若人安静而不呕烦，脉虽弱而不至悬绝，犹可温而兴也。加以烦躁不宁而呕，则又不可以用辛温之剂，不死奚待也。

按《脉经》云：内外俱虚，身体冷而汗出，微呕而烦扰，手足厥逆，体不安静者死。

上气喘急候何宁，手足温暖净滑生，

反得寒涩脉厥逆，必知归死命须倾。

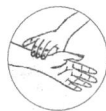

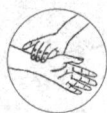

巢元方曰：肺主于气。若肺气虚实不调，或暴为风邪所乘，则腑脏不利，经络痞涩，气不宣和，则上气也。又曰：喘息低抑其脉滑，手足温者生，涩而四末寒者死也。愚按上气喘息之人，手足寒者，十居其半。若脉不大不小，得汤火而手足即温，其气稍缓者，未必尽死。若手足寒而脉涩小，得汤火而犹寒者，其死无疑矣。

按《脉经》云：上气喘息仰昂，其脉滑，手足温者生，脉涩四肢寒者死。又云：上气脉数者死，谓其形损故也。又云：上气注液，其脉虚，宁宁伏匿者生，坚强者死。又云：寒气上攻，脉实而顺滑者生，实而逆涩则死，《注太素》云：寒气暴上满实如何？曰：实而滑则生，实而逆则死矣。其形尽满如何？曰：举形尽满者，脉急大坚。尺满而不应如是者，顺则生，逆则死。何为顺则生，逆则死？曰：所谓顺者，手足温也。谓逆者，手足寒也。

咳而尿血羸瘦形，其脉疾大尤难任。

巢氏曰：肺咳之状，咳而喘息有音声，甚则咳血。又曰：心主血，与小肠合，若心家有热结于小肠，故小便血也。愚谓咳，心火乘肺也。尿血，心火传于小肠也。咳而尿血，以至羸瘦，则病已剧矣。倘脉缓而小，则金不受火克，而咳可已。肺为水之上源，源清则流洁，而尿血可愈。形虽羸瘦，犹有望其生也。今脉反见疾大，则火愈炽，而咳愈增，而小便愈血，欲其生也难矣。

唾血之脉沉弱吉，忽若实大死来侵。

唾血与前鼻衄吐血不同，前之吐血为呕吐之吐，此之唾血为唾中见血。《圣济总录》论曰：邪热熏于肺则损肺，恚怒气逆，伤于肝则损肝。肺肝伤动，故令人唾血。如唾中有若红缕者，属肺脏，如胁下先苦痛而后唾血者，属肝经，俱可折而治之。用紫菀汤、蒲黄散。《巢氏病源》，复有关上脉微芤为伤肝以唾血，脉沉弱者生，牢实者死。

按《脉经》云：吐血衄血，脉滑小弱者生，实大者死。又云：唾血脉紧强者死，滑者生。又云：吐血而咳上气，其脉数有热，不得卧者死。

上气浮肿肩息频，浮滑之脉即相成，

忽然微细难应救，神功用尽也无生。

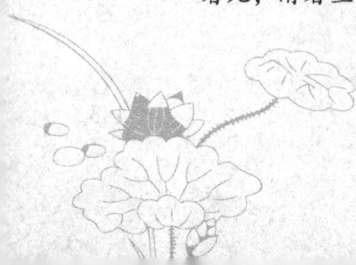

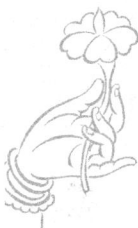

《巢氏病源》曰：肺主于气，候身之皮毛，而气之行，循环脏腑，流通经络。若外为邪所乘，则肤腠闭密，使气内壅，与津液相并，不得洪越，故上气而身肿也。经云：上气面浮肿肩息，其脉大不治，加利必死。今诀云微细难救，似与《脉经》相悖，不知《脉经》所云大不治者，以其上气浮肿属肺病，浮大属火，火能克金，故云大不治，加利必死者，利则大肠亦病，脏与腑俱伤，庚与辛俱绝也。今诀所云浮滑相成者，浮则为风，滑则为痰，风痰上攻，壅塞气道，去其风痰，则上气自平矣。若微细，则元阳之气衰于下，无根之气逆于上，欲其救也难矣。

中恶腹胀紧细生，若得浮大命逡巡。

巢元方云：中恶者，是人精神衰弱，为鬼神之气卒中之也。夫人阴阳顺理，荣卫调平，神守则强，邪不干正。若将摄失宜，精神衰弱，便中鬼毒之气，其状卒然心腹刺痛，闷乱犹死。凡卒中恶，腹大而满者，诊其脉紧大而浮者死，紧细而微者生。又中恶吐血数升，脉沉数细者死，浮焱[①]如疾者生。《脉经》云：卒中恶吐血数升，脉沉数细者死，浮大疾快者生。又曰：卒中恶腹大，四肢满，脉大而缓者生，紧大而浮者死，紧细而微者亦生。愚按中恶，乃阴邪之气也，夫里阴也。血阴也。先入里而伤血，从其类也。故经云：中恶吐血数升，脉沉数细者死。受鬼毒之气，阴血既伤，邪气当循窍而出，今脉反沉细而数，沉细则阴已大伤，数则毒犹在里，故曰死也。若浮大疾快，邪气已出，而内无遗留，故曰生也。经中又云：卒中恶腹大，四肢满，脉大而缓者生，紧大而浮者死，紧细而微者亦生，正与此诀相合。夫中恶而至腹胀，邪已在里，若脉紧细，则毒犹不甚，故曰生。若脉浮大，则既伤其阴，复戕其阳，安得而不命逡巡也。或难曰：上文既云浮大疾快者生，又曰紧大而浮者死，何前后之相违也？不知前所云者，其血吐则毒瓦斯循窍而外出，故脉宜浮大疾快，后所云者，腹胀四肢满，毒在里，紧大而浮者死，紧细而微者亦生。紧大而浮，既伤其阴，复伤其阳也。紧细而微者，阴阳犹不甚也。

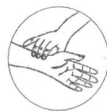

---

① 焱（yàn）：光华，光焰。《说文》：焱，光华也。

脉诀乳海·

金疮血盛虚细活，急疾大数，必危身。

　　凡遇金疮之证，须审去血盛与不盛。如去血不盛，其脉不必定欲虚细也。张世贤曰：金疮，刀刃所伤之疮也。血盛，去血多也。血既出多，脉当虚细，反得急疾数大，风热乘之，其身之所以危也。

　　按经云：金疮血出太多，其脉虚细者生，实数大者死。又云：金疮出血，脉沉小者生，浮大者死。又云：斫[①]疮出血一二石，脉来大二十日死。又云：斫刺俱有，病多少血出不自止者，七日死，滑细者生。又按金疮一证，最为切要，如两人相争，其人自刎其颈，性命在于顷刻，两家之存亡系焉，倘能救活，其功不小。金疮之方最多，求其万全，盖亦鲜矣。庸医无指，每用活鸡皮敷之，究无一效。后余求得一方，屡试屡验，将药一上，其痛立止，其血立止，真奇方也。况药品平常易制，如人刎颈气颡已断，将丝线缝拢，以药末掺之，将软绢围定，不过数次，即能痊活。故不敢闭天之宝，谨以告诸同人。其方用生松香为末六两，生半夏为末四两。二共再碾候用，至于些小金疮，不足论矣。

凡脉尺寸紧数形，又似钗直吐转增，

此患蛊毒急须救，速求神药命应停。

　　按"蛊"字从"虫"从"皿"，是合聚虫蛇之类，以器皿盛之。任其相啖食，余一存者，名为蛊，能变化为毒害人。有事之者，以毒害人，多因饮食内行之。中其毒者，其状心痛如被物齘。或时面目青黄，变化无常。先伤于膈上，则吐血，食人五脏。下血瘀黑，如烂鸡肝，如不急治之，食脏腑至尽则死，诊其脉尺寸紧数，是其候也。且起取井花水未食前当令病人唾水内，唾如柱脚直下沉者，是蛊毒。沉散不至下者，是草毒。治之之法，如败鼓皮、石榴皮、苦瓠[②]瓢、胡荽根、车辖[③]脂、刺猬皮、牡丹根、胡荽子、蚯蚓之类，按方治之，

---

　　① 斫（zhuó）：大锄，引申为用刀、斧等砍。

　　② 苦瓠：味苦，性平滑无毒，其蔓、须、叶、花、子、壳均可入药，医治多种疾病。据古代医书记载，苦瓠瓢，味苦，性寒，有毒。可治牙病，牙龈或肿或露，牙齿松动。又可治面目、四肢肿，小便不通、鼻塞，及一切痈疽恶疮。

　　③ 车辖：明·李时珍《本草纲目·金石—诸铁器》："车辖，即车轴铁辖头，一名车缸。"

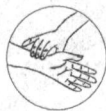

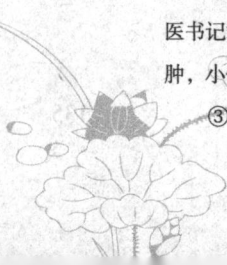

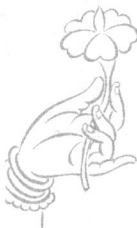

或有生者。张世贤释谓钗直如转索，肝气盛也。吐转增，脾气衰也。木盛则脾绝，其死定无疑，其说恐亦未当。

按经云：三部脉坚而数，如银钗股，蛊毒病必死，数而软，蛊毒病得之生。

中毒洪大脉应生，细微之脉必危倾，

吐血但出不能止，命应难返没痊平。

熊宗立将此诀连属上文，非也。上四句言中蛊毒，此四句言中饮食药饵之毒，其意盖曰：凡中毒者，其脉若洪大，则本人之元气，尚能胜毒，故曰生脉。若沉细，则本人之元气，不能胜毒，故曰危也。若吐血不止，则不论脉之洪大沉细，即当以死断之。何也？心为君，其主血脉，毒虽中而未见血，则毒在肠胃，其毒尚缓，或吐或下而解矣。若吐血不止，则毒直犯心君，则其死必矣。戴氏谓他证失血，皆以沉细为生，惟中毒吐血，以洪大为生，其误甚矣。

按经云：人为百药所中伤，脉浮涩而疾者生，微细者死，洪大而迟者生。

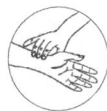

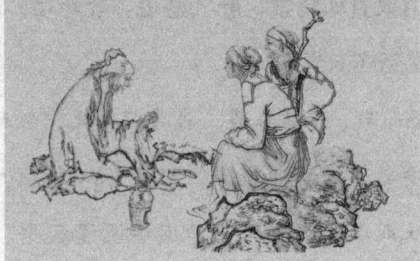

脉
诀
乳
海

卷 六

察色观病生死候歌

欲愈之病目眦^①黄。

熊宗立曰：目眦有内外，内眦属胃，今见黄色，是胃土之正色。外眦虽属膀胱，今见黄色，是脾胃之气生，故能克去膀胱水，是知病当愈。愚谓十二经之卫气，俱从目眦出入，今目眦而见黄色，是病从内而出外，胃气复生故也。《脉经》亦云：病人两目眦有黄色起者，其病方愈。

眼胞忽陷定知亡。

《三部九候论》云：伤内陷者死。张介宾释云：五脏六腑之清气，皆上注于目，而为之精，目内陷者，阳精脱矣，故必死。熊宗立、张世贤，俱引五轮以为释，似属繁文。

按《玉机真脏论》：大骨枯槁，大肉陷下，胸中气满，腹内痛，心中不便，肩项身热，破䐃^②脱肉，目眶陷，真脏见，目不见人立死，其见人者，至其不胜之时则死。《脉经》云：病人阴阳绝竭，目眶陷者死。《中藏经》云：阴阳俱绝，

---

① 眦（zì）：《说文》：目匡也。《前汉书》：作眦。《注》：眦者，睛外之眼角也。

② 䐃（jiǒng窘）：人体部位名。指人体肌肉厚实突起处。《灵枢·本脏》："脾应肉，䐃坚大者，胃厚；䐃么者，胃薄。"张景岳注："䐃，肉之聚处也。"

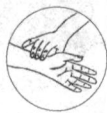

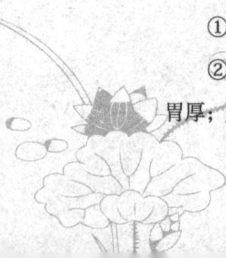

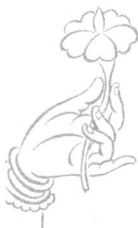

目眶陷者死。

耳目口鼻黑色起，入口十死七难当。

五脏之华，萃于面，眼耳鼻舌居焉，犹如天日宜清净光明，不宜翳蔽惨暗。凡耳目口鼻，但有一处见其黑色，即为不真。脾开窍于口，舌居其中，为心之苗，若见黑色从外而入于口内，为秽恶之气犯其谷神，并及心主，其不祥莫大焉。若人见此，虽十人而必死其七焉。《脉经》云：病人耳目口鼻，有黑色起，入于口者必死，此之谓也。诸家之释，俱以黑色为肾之色，似乎欠通，何也？若以黑为肾之色，似于耳赤无妨矣。张世贤释，又以火之成数在七，至第七日当死，亦未必然。

面黄目青酒乱频，邪风在胃丧其身。

《五脏生成论》云：凡相五色之奇脉，面黄目青，面黄目赤，面黄目白，面黄目黑者，皆不死也。《脉经》则曰：面黄目青，九日必死，是谓乱经。饮酒当风邪，入胃经，胆气妄泄，目则青。虽有天枚，不可复生。似乎与《内经》相背。《脉经》又云：面黄目青者不死，青如草兹死。合而观之，则面黄目青，未必不死，亦未必尽死。但青而明润不死，青而惨暗则死也。池氏释曰：饮酒过多，伤乎脾胃，致脾经积热，热则生风，风生于肝，肝属木，木气盛克乎脾土，必损其身。此说似太转折，不若《脉经》所谓乱经饮酒，风邪入胃，胆气妄泄，目则青之说为简而当也。

面黑目白命门取，困极八日死来侵。

《脉经》云：面黑目白者不死。又曰：病人面黑目白也，八日死，肾气内伤，病因留积，非前后之说相违也，亦准前白如明润者不死，白如惨暗者死也。然经云肾气内伤，此则云命门败者何也？盖命门右肾也。若云肾败，则当云面白目黑，而此云面黑目白者。张世贤曰：黑，水也。目，木也。白，金也。命门，火也。水浸淫而贼火之气，金克木而伐火之源，所以命门火败。火之成数七，七日火极矣，故死于第八日也。其说亦通，池氏为命门乃厥阴之说，欠稳。

面色忽然望之青，进之如黑卒难当。

洁古曰：青黑之色，为肝肾色也。先青后黑，是回则不转，神去则死也。

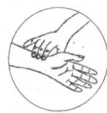

脉诀乳海

池氏曰：青属肝，黑属水，水干木枯，肾肝皆绝，故泄其气于外，其说亦通。《脉经》云：病人及健人，面忽如马肝色，望之如青，近之如黑者死。此之谓也。

面赤目白忧息气，待过十日定存亡。

《脉经》云：面赤目白者十日死，忧恚思虑，心气内索，面色反好，急求棺椁^①，此之谓也。张世贤曰：息气喘逆也。赤色属火，白色属金，火来克金，必作喘逆。金之成数在九十，乃土之成数也。土能生金，今土不能生金，则死，故曰：待过十日也。池氏曰：心属火，肺属金，火克金，过得十日，至水数而火方退，则不死，火气不退，再至心，数日必死。

按《五脏生成论》云：面赤目白，皆死也。

面赤目青众恶伤，荣卫不通立须亡。他本无此二句

张世贤曰：面赤，火也。目青，木也。木火色见，风热伤于五脏六腑，脏腑受伤，血气衰，肌肉不滑，荣卫之道涩而不通，其死也可立而待。愚谓面赤，火也。目青，木也。《皇极内篇》有云：火木相得，则然从其类也。《脉经》云：目青者，病在肝，面赤目青，则肝肺俱伤，血气俱涩，而荣卫不得宣通，当为暴死之证，非常病也。

按《五脏生成论》云：面赤目青皆死也。《脉经》云：面赤目青者，六日死。

黄黑白色起入目，更兼口鼻有灾殃。

池氏曰：黄属脾，黑属肾，白属肺，目属肝，口^②属脾，鼻属肺，而肾胜乎脾土，土弱不能生金，此灾殃之所以至也。此说似属勉强。张世贤曰：独见者，谓之正色，杂见者，谓之邪色。黄黑白之三色，杂见于面，或当于目，或入于口，或入于鼻，乃病气从外而之内，故有灾殃。此说近是。愚按《脉经》云：面目俱等者不死。可见杂色入目，俱为不祥。若入口鼻，其灾更甚。何也？口鼻者，阳明开窍处也，凡有杂色来现，皆属阴邪，故曰有灾殃也。

---

① 棺椁（guǒ）：套在棺材外面的大棺材。

② 口：清抄本为"一"，据珍本改。

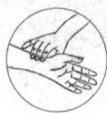

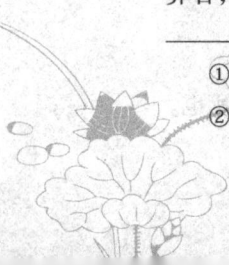

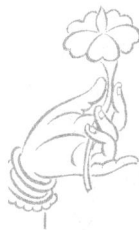

按《脉经》云：病人及健人黑色，若白色起入目，及口鼻，死在三日中。

面青目黄中时死，余候须看两日强。

熊宗立释云：肝木克乎脾土，中时即死，虽有余证，亦不过二日。此说不明。张世贤曰：中时即午时，午时属火，面青目黄，肝木克乎脾土，到午时木得火而不畏金，木势愈盛，人以胃气为木土绝则死，故死在是时。其他相克，看过旺二日，而断其生死。此说近是。但于余候，须看两日强之句，亦不甚明了。愚按《脉经》云：目黄者，病在脾，面青则为肝气盛，是为肝木克乎脾土。若以时候之当，死在中时，若以日候之，当强在两日。何也？中时者，午时也。火盛则木寡于畏，而脾土愈伤，故曰中时，其余则以日候之矣。两日，乃火之生数也。火能生土，故至两日而复望其强耳。

按《脉经》云：病人面青目黄者，五日死。

目无精光齿龈黑，面白目黑亦灾殃。

池氏云：目无精光而神散，乃心肝皆绝。齿龈黑，乃脾绝。面白如枯骨，乃肺绝。目黑，乃肾绝。五脏皆绝，必然断之以死云。张世贤曰：目无精光者，神短也。齿龈黑者，脾绝也。面白者，少血也。目黑者，肾虚也。有是四者，则非常久之客。愚谓目无精光，神散也。齿属肾，为骨之余，上下牙龈属阳明，齿龈黑者，为肾水枯竭，不能荣养其余。面白目黑，则当依经文荣华已去，血脉空存为释也。张氏之说，已属多文。

按《脉经》云：病人目无精光，及牙齿黑色者不治。又曰：病人面白目黑者死，此谓荣华已去，血脉空存。又曰：病人齿忽变黑者，十三日死。

口如鱼口不能合，气出不返命飞阳。

洁古曰：火胜迫于肺火，喘而死，肺败也。池氏曰：口乃脾之窍，口如鱼口，脾气已绝也。李晞范曰：呼出心于肺，吸入肾于肝，呼因阳出，吸随阴入，肝肾先败，止有心肺未绝，所以有出而无入也。李氏之说近是。

按《脉经》云：病人口如鱼口，不能复闭，而气出不能反者死。

肩息直视及唇焦，面肿苍黑也难逃。

张世贤曰：肩息者，气喘而两肩动也。直视者，睹物而不转睛也。唇焦，

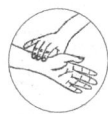

心家热也。面乃心之候，黑乃肾之色。上句是心绝，下句是肝绝。心肝既绝，命故难逃。愚谓肩息肺绝，直视肝绝，唇焦脾绝，面肿心绝，苍黑肾绝。

按《脉经》云：病人目直视肩息者，一日死。又曰：病人唇口忽干者，不治。又曰：病人卒肿，其面苍黑者死。经云：病心绝一日死，何以知之？肩息回视立死。

妄言错乱及不语，尸臭元知寿不高。

《脉经》云：病人妄言错乱，及不能语者，不治。热病者可治。又曰：尸臭者不可治。愚谓妄言错乱，神妄失守也。心脾肾三经之脉，皆循喉咙夹舌本，不语者，三经之脉不能上通于舌也。人将死必有一脏先坏腐，坏则秽恶之气外泄，故尸臭也。

人中尽满兼唇青，三日须知命必倾。

愚按：人中及唇，乃脾胃之所主也。人中满而唇青，则脾胃之土已坏，而厥阴之木乘之。以日数断之，三乃木之主数，土得木而绝矣。

按《脉经》云：病人唇青人中满者死。

两颊颧赤人病久。

《灵枢·五色》篇云：赤色出两颧，大如拇指者，病虽小愈，必卒死。魏氏曰：眼眶下高骨之中，名颧，颧下名脸，面外名颊，颧面颊脸，心火所属，久病而赤，乃精神外泄。《脉经》云：病人耳目，及颧颊赤者，死在五日中。戴氏以两颊为赘词，而改为庭黑，何也？

口张气直命难存。

熊宗立曰：口乃脾之窍，脾绝口不能合，肺绝则气出不能返。

按《脉经》云：病人口张者，三日死。又曰：脉绝口张，足肿。五日死。

足趺趾肿膝如斗，十日须知难保守。

张世贤曰：脾主四肢，足趺乃胃经所行之处，脾胃将绝，则有是证。脾胃属土，十日者，土之成数也，故死不过十日也。

按《脉经》云：足趺肿，两膝大如斗者十日死。又云：足趺肿，呕吐头重者死。

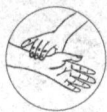

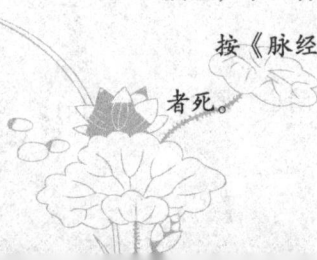

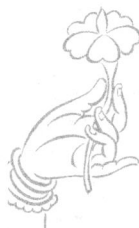

项筋舒直定知徂。他本直作展。

张世贤曰：项筋舒展，因督脉已绝是也。熊宗立谓肾脉绝，非也。

掌内无纹也不久。

张世贤曰：掌内无纹，心包络脉绝也。《脉经》云：病人掌肿无纹者死。

唇青体冷反遗尿，背面饮食四日期。

池氏曰：唇青体冷，乃真气欲绝。遗尿不禁，乃膀胱不藏。背面饮食，乃神去不守。人之神气生于肝。神不守，则肝绝不出金数而死也。池氏之说亦是。愚谓唇青体冷，则纯阴而无阳。背面饮食，则畏阳而就阴。遗尿则肾气已绝而无藏德。至四日而金寒水冷，魂魄不拘矣，不死何俟！

按《脉经》云：脾病唇青，肝之色，甲乙日死。又曰：病唇青，人中，及三日死。

手足爪甲皆青黑，能过八日定难医。

李晞范曰：肝之余筋也，其荣爪。肝色青，肾色黑，肾水不能生肝，水木二脏俱败，故泄其色于外，肝至木成数而死可知矣。李氏之言如此，与理不合何也？夫既曰肝色青，又兼黑色，则为肾水来生肝木，何为二脏俱败也？况肝至八日，既遇木之成数，适当其旺，何云死也？据愚言之，当曰肝色青，内其主血，外其荣筋。爪者，筋之余也。得血以养，故赤色华之。今肝脏已败，则血先竭，而厥阴真脏之色现于爪。厥阴者，阴之尽也。木死则如已燃之薪，故色兼黑。然八日之内，尚有木之成数，故曰能过八日，至九日则为金之成数，木得金而折，故死也。

按《脉经》云：病人爪甲青者死。又云：病人手足爪甲下肉黑者，八日死。

脊痛腰重反复难，此是骨绝五日看。

肾主骨，腰者肾之府。肾水足则有髓，二道夹脊而上通于脑。今肾衰则精髓枯竭，故脊痛，脊痛腰重而至不可反侧，则肾将愈而骨已绝矣。五为土之生数，水见土则绝。

体重溺赤时不止，肉绝六日便高搐。

张世贤曰：体重肉绝，脾也。溺出不止，肾也。土胜水死期，故曰六日，

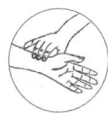

脉诀乳海

六乃水成数也。张氏之言如此。夫既以体重肉绝为脾败，则土已不能胜水矣，何以又云土胜水死，期在六日也？愚按：华佗《内照》云：肉绝六日死，何以知之？舌肿溺血，大便赤然也。华佗之言如此，此为心火炽甚之疾，火炎则土燥，故肌肉消灼而体重也。心火甚，则移于小肠，故溺赤不止也。亢极则害，承乃制，故至水之成数之日而死也。戴起宗《脉诀刊误》，不知华佗《内照》，而但曰《中藏经》原无，谓《脉诀》自增，可耻甚矣。

手足甲青呼骂多，筋色九日定难过。

李晞范曰：爪者，筋之余，筋者，肝之余。肝主怒，在声为呼。今爪甲皆青，怒声呼骂，乃肝气太过。过则极，极则绝。肝属木，至金成数，九日而死。

按经云：病人筋绝九日死，何以知之？手足爪甲青，呼骂不休，又发直如麻，甲青者死。

发直如麻半日死。

熊宗立释：发直，乃心与小肠绝，谓发为血之余，血败则发枯硬直，其说亦是。但半日死未详，疑误不敢强释，姑俟后考。张世贤又云：发如麻者，肺气绝也。

按《脉经》云：病人发直者，十五日死。又曰：发如干麻，善怒者死。又曰：发与眉冲起者死。据《中藏经》曰：肠绝发直，汗出不止，不得屈伸者，六日死。又曰：发直者，十五日死。

寻衣语死十知么。

张世贤曰：寻衣语死，神不守舍也。愚谓若依死在十日，当是肾衰水涸不能上荣于目，致目虚眩，视物不真，故循衣语死。至十日则为土之成数，水见土而绝矣。

按《脉经》云：病人循衣缝谵语者，不可治。

又按《丹溪心法》，能合色脉，可以万全论。欲知其内者，当以观乎外。诊于外者，斯以知其内。盖有诸内者，形诸外，苟不以相参而断其病邪之逆顺，不可得也。为工者，深烛厥理，故望其五色，以青黄赤白黑，以合于五脏之脉，穷其应与不应。切其五脉急大缓涩沉，以合其五脏之色，顺与不顺。诚能察其

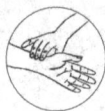

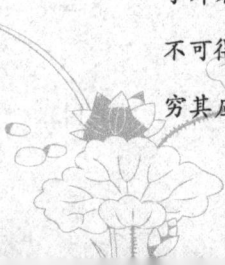

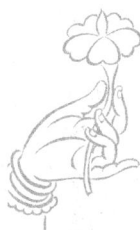

精微之色，诊其精妙之脉，内外相参而治之，则万举万全之功，可坐而致矣。《素问》曰：能合色脉，可以万全。其意如此，原夫道之一气，判而为阴阳，散而为五行，而人之所禀，皆备焉。夫五脉者，天之真，行血气，通阴阳，以荣于身。五色者，气之华，应五行，合四时，以彰于面。唯其察色按脉，而不偏废，然后察病之机，断之以寒热，归之以脏腑，随证而疗之，而获全济之效者，本于能合色脉而已。假令肝色如翠羽之青，其脉微弦而急，所以为生。若浮涩而短，色见如草滋者，岂能生乎？心色如鸡冠之赤，其脉当浮大而散，所以为顺。若沉濡而滑，色见如衃①血者，岂能顺乎？脾色如蟹腹之黄，其脉当中缓而大，所以为从，若微弦而急，色见如枳实者，岂能从乎？肺色如豕膏之白，其脉当浮涩而短，所以为吉。若浮大而散，色见如枯骨者，岂能吉乎？以至肾色见如乌羽之黑，其脉沉濡而滑，所以为生，或脉来缓而火色见如炲②者死。死生之理，夫惟诊视相参。既已如此，则药证相对，厥疾弗瘳者，未之有也。抑尝论之，容色所见，左右上下，各有其部，脉息所动，寸关尺中，皆有其位。左颊者，肝之部，以合左手关位，肝胆之分，应于风木，为初之气。颜为心之部，以合于左手寸口，心与小肠之分，应于君火，为二之气。鼻为脾之部，合于右手关脉，脾胃之分，应于湿土，为四之气。右颊肺之部，合于右手寸口，肺与大肠之分，应于燥金，为五之气，头为肾之部，以合于左手尺中，肾与膀胱之分，应于寒水为终之气。至于相火为三之气，应于右手命门三焦之分也。若夫阴阳五行相生相胜之理，当以合之于色脉而推之也。是故《脉要精微论》曰：色合五行，脉合阴阳。《十三难》云：色之与脉，当参相应。然而治病万全之功，苟非合于色脉，莫之能也。《五脏生成》篇云：心之合脉也，其荣色也。夫脉之大小滑涩沉浮，可以指别，五色微甚，可以目察，继之以能合色脉，可以万全。谓夫赤脉之至也，喘而坚。白脉之至也，喘而浮。青脉之至也，长而左右弹。黄脉之至也，大而虚。黑脉之至也，上坚而大。此先言五色，次言五脉，欲后之学人，望而切之以相合也。厥后扁鹊明乎此，述之曰：望而知

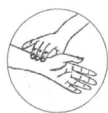

① 衃（pēi）：淤血。

② 炲（tái）：古同"炱"，指烟气凝积而成的黑灰，俗称"烟子"或"煤子"。

之谓之神，切脉而知之谓之巧。深得《内经》之理也。下迨后世有立方者，目之曰神巧万全，厥有旨哉。

五脏察色歌

肝脏歌

面肿苍黑舌卷青，四肢力乏眼如盲，

泣下不止是肝绝，八日应当命必倾。

张世贤曰：青，肝之色也。舌卷青者，子见母色也。四肢乏力者，筋不能维持也。肝不能含血荣目，则眼如盲，津液出，泄则泣出不止。凡此数者，皆肝绝所致。金能克木，故死于金旺之日，八日从明日数至辛日也。经曰：足厥阴气绝，则筋缩引卵①与舌卷。厥阴者，肝脉也。肝者，筋之合也。筋者，聚于阴器，而络于舌本，故脉不营即筋缩急，筋缩急，即引卵与舌。舌卷卵缩，此筋先死。庚日笃，辛日死。

按《脉经》云：病人肝绝八日死，何以知之？面青但欲伏，眼目视而不见人，汗出如水不止。

心脏歌

面黧肩息直视看，又兼掌肿没纹斑，

狂言乱语身闷热，一日之内到冥间。

张世贤曰：黧黄，黑色也。掌肿无纹，心气绝也。一乃水之成数，水克火

① 卵：清抄本为"卯"，据珍本改。

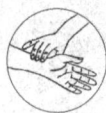

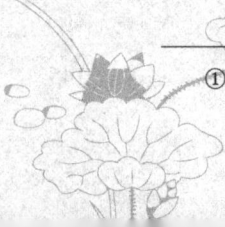

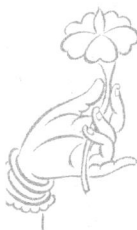

故死在一日之内。经曰：手少阴气绝则脉不通，脉不通则血不流，血不流则色泽去，故面色黑如黧，此血先死，壬日笃，癸日死。

按《脉经》曰：病人心绝一日死，何以知之？肩息回视立死。

脾脏歌

脐跌肿满面浮黄，泄利不觉污衣裳。

肌肉粗涩兼唇反，一日十二内灾殃。

张世贤曰：脐，神阙也。跌，足跗上也。浮黄，黄肿也。经曰：足太阴气绝，则脉不荣其口唇。口唇者，肌肉之本也。脉不荣，则肌肉不滑泽，肌肉不滑泽则肉满，肉满则唇反，唇反则肉先死，甲日笃，乙日死。

按《脉经》云：病人脾绝十二日死，何以知之？口冷足肿，腹热胪①胀，泄利不觉，出无时度。

肺脏歌

口鼻气出不复回，唇反无纹黑似煤，

皮毛焦干爪枯折，途程三日定知灾。

张世贤曰：气出不复回，有呼无吸也。唇反，土不能生金也，黑似煤，金不生水也，气不流通，则皮毛焦干。魂魄不连，则爪甲枯折。从甲至丙，三日也。丙属火，火克金，故死在三日。经曰：手太阴气绝，即皮毛焦。太阴者，肺也。行气温于皮毛者也。气弗营则皮毛焦，皮毛焦则津液去，津液去则皮毛枯折，毛折者则毛先死。丙日笃，丁日死。

按《脉经》云：病人肺绝三日死，何以知之？口张但气出而不还。

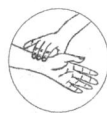

---

① 胪（lú）：腹前的肉。

肾脏歌

面黑齿痛目如盲，自汗如水腰折频，

皮肉濡结发无泽，四日应当命不存。

张世贤曰：面黑，面如垢也。目如盲，瞳人反背也。自汗如水，火独炎也。腰乃肾之府，肾败则腰似折，不能荣于骨髓，而骨肉不相亲，濡肉而却不能为五液之主，故发不润泽。从甲至戊，越四日也。戊属土，土克水，故命不存。经曰：足少阴气绝，即骨枯。少阴者，冬脉也，伏行而温于骨髓，故骨髓不温，即肌肉不著骨，骨肉不相亲，即肉濡而却。肉濡而却，故齿长而枯，发无润泽，是骨先死，戊日笃，己日死。

按《脉经》云：病人肾绝，四日死，何以知之？齿为暴枯，面为正黑，目中黄色，腰中欲折，自汗出，如流水。

诊妇人有妊歌

肝为血兮肺为气，血为荣兮气为卫，

阴阳配偶不参差，两脏通和皆类例。

此言胎脉，至不一也，然不外乎气血二者而已。肝主血，肺主气，血为荣，气为卫，荣为阴，卫为阳，大言阴与阳，小言夫与妇。然吾人身中，亦有夫妇之道，阴阳二气是也。阴阳配匹而后胎始成，所谓皆类例者何也？修炼家以肝为木公，以肺为金母，虽则各守方隅，必相铃相制，而大药始成。故《参同契》二八弦炁章曰：举东以合西，魂魄自相拘。故胎脏之成，亦由肝肺二脏，气血交通，阴阳配匹，而后胎脏始结也。

血衰气旺定无妊，血旺气衰应有体。

或难曰：夫前既曰阴阳配匹，气血通和，而后胎始生也。安有血旺气衰，

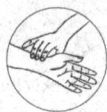

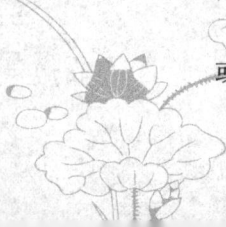

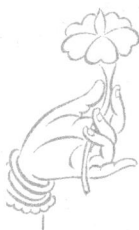

而曰有体者，未之信也！不知阴阳造化之事，至不测也。尝见壮实女子，而反不生育，黄瘦女子，而反能生育者。此之谓也。况有男子，其病将危，与女人交，尚然有孕，则其阳施阴化，不测之妙，在于顷刻，则不待气血充实，而后胎可成也。然胎乃有形之物，血亦有形之物，故以血为要。肝主血，木也。肺主气，金也。故张世贤引《内经》云：金木者。生杀之本始，木多而生，金多而杀。其说是也。

寸微关滑尺带数，流利注来并雀啄，

小儿之脉已见形，数月怀耽犹未觉。

经云：阴搏阳别，谓之有子。所谓阴搏阳别者。谓尺脉搏击于指下，大有别于关前之阳脉，即寸微尺数之谓也。所谓关滑者，何也？荣出中焦，滑为血多气少之脉，流利往来，滑之象也。雀啄者，滑数之中，忽一止也。以[1]上之脉，是皆经闭不行怀耽之脉。他病见雀啄则死，惟经闭不行则为有妊。有一妇人，其兄亦知医，因病请兄诊之，大讶曰：脉见雀啄，其病不祥。后延予诊之。问曰：经闭几月耶？对曰：四月矣。予曰：无伤也，乃妊脉也。后果有孕。

左疾为男右为女，流利相通速来去，

两手关脉大相应，已形亦在前通语。

男道尚左，女道尚右，况两太阳俱在左，两太阴俱在右，故左手脉滑疾为怀男，右手脉滑疾为怀女。流利相通，速来去者，乃滑疾之体也。左关属肝，肝主血，木为生气之方。右关属脾，脾摄血，土为万物之母。两手关脉相应而大，则胎已成形。然胎脉至不一也，或有寸微关滑，尺带数者。或有流利往来，并雀啄者。或有两手关脉，相应大者。脉虽不同，是皆为有体之脉，可与前诀通断之也。

左手带纵两个男。

陈自明曰：纵者，夫行乘妻。水行乘火，金行乘木，即鬼贼脉也。名曰纵，则怀两个男儿也。

---

① 以：珍本为"已"，据清抄本改。

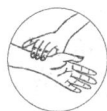

右手带横一双女。

陈自明曰：横者，妻乘夫也。是火行乘水，木行乘金即所胜脉也。名曰横，见于右手，则怀一双女儿也。愚谓自明所云，木行乘金，则诚然矣。所谓火行乘水则未也。何则？右手无水脉也。当云木行乘金，水行乘土，则无遗议矣。

左手脉逆生三男。

陈自明曰：逆者，子乘母也。是水行乘金，火行乘木，即己生脉也。名曰逆，见于左手，则怀三个男儿也。自明之言如此，夫既云左手，则不得有所谓水行乘金矣。愚谓当云土行乘火，火行乘木，木行乘水。左手三部脉，若见如是，则当生三男也。

右手脉顺产三女。

陈自明曰：顺者，母乘子也。是金行乘水，木行乘火，即生己之脉也。名曰顺，见于右手，则怀三个女儿也。自明之言如此，夫既云右手，则安得有所谓金行乘水耶？愚按当云土行乘金，火行乘土，木行乘火。若右手三部，见如是之脉，则当产三女也。

寸关尺部皆相应，一男一女分形证。

陈自明曰：寸关尺部脉，大小迟疾相应者，是怀一男一女。形证之脉，谓关前为阳，关后为阴，阴阳脉相应，故怀一男一女也。愚谓此二句，正按上文纵横顺逆右左而言。其意盖曰：假令左手或寸或关或尺而带纵或带逆，而右手或寸或关或尺或带横或带顺，则当断之一男一女也。

有时子死母身存，或即母亡存子命。

陈自明曰：此二句之文，无辨子母存亡之法。

注来三部通流利，滑数相参皆替替，

阳实阴虚脉得明，遍满胸膛皆逆气。

陈自明曰：若寸关尺三部，通行流利，皆替替有力而滑数，乃阳实阴虚之脉。主妊妇逆气，遍满胸膛而不顺也。愚谓不然，上二句言替替然，滑数之脉，流利往来于三部之中，乃纯阳正阴，和合交结，有妊之脉也。下二句，言妊娠之脉，关前宜弱，关后宜盛，今关前为阳而反盛，开后为阴而反弱，则气有升

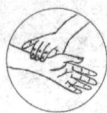

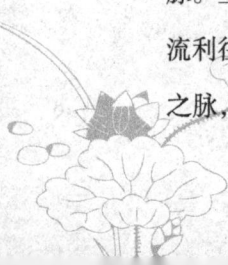

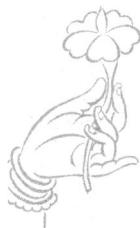

而无降，所以遍满胸堂，皆逆气也。

左手太阳浮大男，右手太阴沉细女，

诸阳为男诸阴女，指下分明须记取。

李晞范曰：前有左疾为男右为女之句，后有弦紧牢强滑者安，沉细而微归泉路之辞，此言左手太阳浮大男，正合妊娠经旨。至于右手太阴沉细女，似有可疑。盖妊娠之脉，当现滑数，若沉细，则气血俱衰，安得有娠？藉以右手属阴，阴脉沉主生女，亦当曰沉而石，始可望其女胎之有成，予僭之以为右手太阴沉石女。愚按《脉赋》亦云：太阴洪而女孕。晞范之言当矣。愚谓两太阳俱在左，言左手太阳浮大男者，谓左寸与左尺俱浮大也。两太阴俱在右，言右手太阴沉细女者，谓右寸与右关俱沉细也。夫浮大为阳，两太阳俱浮，是诸阳为男矣。沉细为阴，两太阴俱沉细，是诸阴为女矣。然此诀之所谓沉细，不过为右手之寸关而言，非六部俱沉细也。亦不过言沉细，非若末后所言沉细而微也，何必改细为大也。

三部沉正等无疑。

《脉经》云：左右三部脉沉浮正等，按之不绝者，妊娠也。今诀无"左右"字，并"浮"字，非违经旨，乃限于七字成文而略之也。盖云若诊左右三部浮沉正等者，则为胎脉无疑矣。

尺内不止真胎妇。

经云：肾名胞门子户，尺中肾脉也。尺中之脉，按之不绝，法妊娠也。即赋中所云尺中不绝，胎脉方真。

夫乘妻兮纵气雾，妻乘夫兮横气助，

子乘母兮逆气参，母乘子兮顺气护。

李晞范释云：阴阳配合，二气交感，若阴血先至，阳精后冲，纵气来乘，如雾露之降，血开裹精，阴外阳内，阴包阳胎，此谓夫乘妻兮纵气雾，则男形成矣。若阳精先入，阴血后参，两旁横气之来佐助，而精开裹血，阴内阳外，阳包阴胎，此谓妻乘夫兮横气助，则女形成矣。男形之成。则子乘母为逆气相参合也。女形之成，则母乘子为顺气以相护卫也。凡胎气聚，必纵横顺逆四气

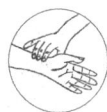

脉
诀
乳
海

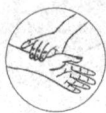

以荣养，方成胎而为男女。李氏之言如此，又陈自明释曰：纵者，夫乘妻也。水行乘火，金行乘木，即鬼贼脉也。纵气雾，雾者露也，又上下也。夫之阳气，乘妻之阴气，二气上下，相逐如雾，润结子也。横者，妻乘夫也，谓两傍横气相佐助也。逆者，子乘母也。谓子气犯母气相乘逆行之气相参合也。顺者，若母气乘于子气为顺，气相护卫也。凡胎聚纵横逆顺四气以荣养，方以成形也。成氏之言如此，观二氏之说，皆不明了。李氏以夫妻子母属于人身，以纵横顺逆属于精气血，与前诀左手带纵，右手带横，左手脉逆，右手脉顺等语，不相符合。成氏之言虽是，惟于左手带纵一句之释为当，其后三句，又与理不相合，无怪乎于圣贤精微之理，愈晦而不明，后之学人，望洋而退耳。不知此四句，乃叔和正恐前文纵横逆顺之说难明，故又以夫妻子母以自释之耳。其意盖曰：予前所谓左手带纵两个男者，何也？谓夫乘妻也。何谓夫乘妻也？谓水行乘火，金行乘木也。何谓水行乘火？金行乘木也。谓左手寸脉，当浮洪而反沉滑。左手关脉，当弦长而反涩短，是为鬼贼之脉，乃夫乘妻也。左手二部，若见如是之脉，即为之纵，纵者当产二男，予前又云右手带横一双女者，何也？谓妻乘夫也。何谓妻乘夫也？谓木行乘金，水行乘土也。何谓木行乘金？水行乘土也。谓右手寸脉，当浮涩而反弦长，右手关脉，当缓大而反沉小，是为所胜之脉，乃妻乘夫也。右手二部，若见如是之脉，即谓之横，横者当产二女。予前又云左手脉逆生三男者何也？谓子乘母也。何谓子乘母也？谓土行乘火，火行乘木，木行乘水也。何谓土行乘火，火行乘木，木行乘水也。谓左手寸脉，当浮洪而反缓慢，左手关脉，当弦长而反浮洪，左手尺脉，当沉滑而反弦长，是为已生之脉，乃子乘母也。左手三部，若见如是之脉，即谓之逆，逆者当生三男。予前又云右手脉顺产三女者，何也？谓母乘子也。何谓母乘子也？谓土行乘金，火行乘土，水行乘木也。何谓土行乘金？火行乘土，水行乘木也。谓右手寸脉，当浮涩而反缓大，右手关脉，当缓大而反洪数，右手尺脉，当沉滑而反弦长，是为生已之脉，乃母乘子也。右手三部，若见如是之脉，即谓之顺，顺当产生三女。噫！此乃叔和独得之妙，发前人所未发，故反复言之，欲以开后人之眼目，何妨自我作古，而戴起宗之流，不能明析此理，而反诋其《脉经》

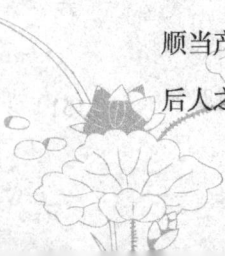

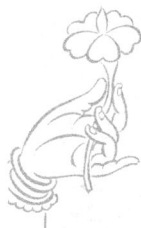

所无，俱为改头换足，何其有面无目，有目无心也。予为是诀横于胸者数十载，今方得详明释之，愿后之学人，当潜心圣贤之教，勿为邪说所误可也。

按《仲景全书》问曰：脉有相乘，有纵有横，有逆有顺，何谓也？师曰：水行乘火，金行乘木，名曰纵。火行乘水，木行乘金，名曰横。水行乘金，火行乘木，名曰逆。金行乘水，木行乘火，名曰顺。

> 小儿日足胎成聚，身热脉乱无所苦，
>
> 汗出不食吐逆时，精神结构其中住。

池氏曰：妇人初系胞胎，乃天一生水。二月受火之气，其妊妇身热脉乱，汗出不食，吐逆恶阻。三月受木之气，精神架构在其中，任气和以荣其子，子气以润其母，而二气荣润，其子安住。

> 滑疾不散胎三月，但疾不散五月母。

陈自明曰：妊娠三月，名始胎，此是未有定据，心胞脉养之故。脉见滑疾流利，为少气多血，不散为血气盛，则始结为胎也。其脉但疾数而不散者，是五个月怀胎之母也。张世贤曰：滑疾不散，而形始成也。但疾不散，儿形已成也。小儿在母腹中，三月形始成，五月则形成矣。按二氏之说，俱凑泊语，以愚观之，上句滑疾不散之"不"字，乃"而"字之误。何以知之？试观《脉经》云：脉滑疾重，以手按之散者，胎已三月也。脉重按之不散，但疾不滑者，五月也。其意盖曰三月而手厥阴胞络养胎，此时未有定据，故滑疾而散。五月则足太阴脾经养胎，此时已分男女，故滑疾不散也。是以知"不"字之误无疑。

按《脉经》云：妇人怀胎一月之时，足厥阴脉养，二月足少阳脉养，三月手心主脉养，四月手少阳脉养，五月足太阴脉养，六月足阳明脉养，七月手太阴脉养，八月手阳明脉养，九月足少阴脉养，十月足太阳脉养。诸阴阳各养三十日活儿。手太阳少阴不养者，下主月水，上有乳汁。活儿养母怀娠者，不可灸刺其经，不堕胎。

> 弦紧牢强滑者安，沉细而微归泉路。

通津子曰：前有太阴沉细之说为有妊，平安之脉。及此又以沉细而微为死脉，似乎相反。盖叔和以妊妇之脉，弦牢紧滑为平脉，其三部之脉，或俱沉细

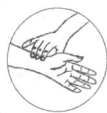

而微，则为死矣。陈自明曰：孕妇之脉，宜弦紧牢强滑利，为安吉之脉。若沉细而微，谓脉与形不相应，故云死也。前文虽云太阴沉细，又云诸阴为女，其说亦有相违，谓三部脉不皆沉细及微，故不同也。愚谓二氏之说，皆是也。经云：妇人妊娠七月，脉实大牢强者生，沉细者死。又云：妇人妊娠八月，脉实大牢强弦紧者生，沉细者死。两观经文，与诀无异，陈自明集《妇人良方》，全引用此诀，而复论之。薛氏云：愚按前诀与《脉诀》所云不同，观者当自推之。

妊娠漏胎候歌

血下如同月水来，漏极胞干主杀胎。

亦损妊母须忱虑，争取神丹救得回。

　　通真子曰：此只论漏胎候也。夫胎之漏，或食动胎之物，或因热毒之气侵损，或因入房劳损。损轻则漏轻，损重则漏重，但血尽则死。然安胎有二法：因母病而动胎，但治母疾，其胎自安。若胎有不坚致动，母因以病，但治胎则母自安。通真子之言如此，然亦未尝反复思之耳。夫胎之在母腹也，一呼一吸，皆赖母气以全，即胎有不坚，亦是母之气血未足，但治母病，其胎自安，理固然矣。至于复云但治胎则母自安，试问治母有法，治胎何法？假令治胎亦是治母，则又何分胎与母哉！通真子之言，亦穿凿矣。巢元方云：漏胎者，谓妊娠数月而经水时下，此由冲脉任脉虚，不能约制太阳少阴之经血故也。冲任之脉，为经脉之海，皆起于胞内，手太阳小肠脉也，手少阴心脉也。是二经为表里，上为乳汁，下为月水，有娠之人，经水所以断者，壅之以养胎，而蓄之为乳汁。冲任气虚，则胞肉泄漏，不能制其经血，故月水时下，亦名胞阻，漏血尽则人毙矣。元方之言是也。但漏之极，不独胎干而死，其母亦可虑也。宜早为推其所致之因而治之，庶子母两全矣。故薛立斋曰：前证若因风热，用防风黄芩丸。若因血热，用加味逍遥散。若因血虚，用二黄散。若因血去太多，用八珍汤，

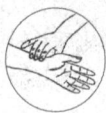

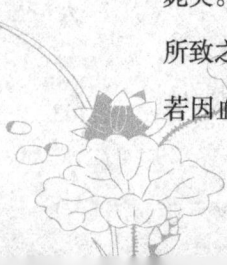

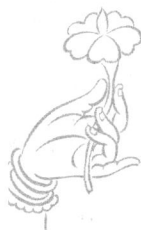

未应，补中益气汤。若因肝火，用柴胡山栀散。若因脾火，用加味归脾汤。若因月事下血作痛，用八珍汤加阿胶熟艾。若因脾胃虚弱，用补中益气汤加五味子。若因脾胃虚陷，用前汤倍用升麻柴胡。若晡热内热，宜用逍遥散。

妊娠心腹急痛歌

心腹急痛面目青，冷汗气绝命必倾。

巢元方曰：妊娠心腹痛者，或腹内宿有冷痰，或新触风寒，皆因脏腑虚而致发动。邪正相击，而并于气，随气下上，上冲于心则心痛，下冲于腹则腹痛，故令心腹痛也。妊娠而痛之者，正邪二气，交击于内。若不时瘥者，其痛冲胞络，必致动胎，甚则伤堕。池氏曰：妊娠心腹，忽然急痛，乃血干胎损，动之所致。面目青，出冷汗者，乃心与脾无血以养，而气欲绝也。

愚按：薛立斋《妇人良方》，有钩藤汤，专治妊娠胎动腹痛，面青冷汗气欲绝者，即此是也。

血下不止胎冲上心腹冷闷定伤身。

若血下不止，则胎随气上而冲心腹，心腹暖则子犹未死，或有可救。若以手按之，其胎不动，更加心腹冷而且闷，则胎已死矣。何用安胎为哉？

按《巢氏病源》曰：妊娠胎死腹中候。此或因惊动倒扑，或染温疫伤寒，邪毒入于胞脏，致令胎死，其候当胎处冷，为胎已死也。

妊娠倒仆损伤歌

堕胎倒仆举重轻，致胎死在腹中居，
已损未出血不止，冲心闷痛母魂孤。

或因跌仆，或举重轻，以致胎损腹中，血下过多而不止，则血干胎死。胎

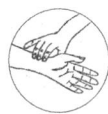

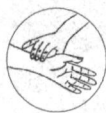

愈枯燥，不能得出，则冲心闷痛，其母命亦难存矣。

按《巢氏病源》曰：妊娠僵仆，胎上抢心下血候，此谓行动倒仆，或从高坠下，伤损胞络，致血下动胎。而血伤逆气者，胎随气上抢心。其死生之候，其母舌青者，儿死母活。唇口无沫，儿生。唇青沫出者，母子俱死。唇口赤舌青者，母死儿活。若血下不住，胞燥胎枯，则令胎死。

产难生死候歌

欲产之妇脉离经，沉细而滑也同名，

夜半觉痛应分诞，来朝日午定知生。

《脉经》云：妇人怀妊离经，其脉浮，设腹痛引腰脊，为欲生也。但离经者，不病也。又云：妇人欲生，其脉离经，半夜觉，日中则生也。两观经文，与诀无异。《难经》曰：至之脉，一呼三至曰离经，损之脉，一呼一至曰离经，皆病脉也。惟孕妇则不然，倘诊得其脉，或一呼三至，或一呼一至，脉虽离经，然非病脉，乃欲产之脉也。或若诊得其脉沉细而滑，亦同名，为欲产之脉。勿听子释为沉细而滑，亦谓之离经，非也。至于夜半觉痛，知来朝日午当生者，子午对冲，是以知其生也。举一隅而反，当云丑痛则未生，寅痛则申生，卯痛则酉生，辰痛则戌生，巳痛则亥生。此其常也，变则不拘日数矣。

按《圣惠方》云：夜半子时觉腹痛，来日午时必定生产，谓子午相半，正半日观数也。

身重体寒热又频，舌下之脉黑复青，

及舌上冷子当死，腹中须遗母归冥。

凡妊妇临月之时，但觉其身体沉重，如无他苦，自然气血和畅，如果熟蒂脱，而子母俱安矣。今寒热频频往来者，乃阴阳两虚，母气虚脱，本实先拨，则无以荣养其胎，而子死矣。何以知之？舌下之脉肾脉也，肾系胞，舌下之脉黑而复青，则死色现于舌矣。舌以候子，舌冷而至反厥，则子死无疑。子既已

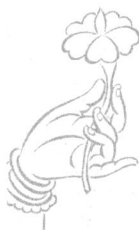

死，而又不得出，遗于母腹中，母难望其生也。

> 面赤舌青细寻看，母活子死定应难，
>
> 唇口俱青沫又出，母子俱死总高判。

面青舌青沫出频，据理：当云面青舌赤，若云舌青，与理不合，恐舌青之青字为误。母死子活定知真，不信若能看应验，始知贤哲不虚陈。

大抵妊娠生死之候，面以候母，舌以候子，一定之论也。《巢氏病源》曰：候其母面赤舌青者，儿死母活。母唇口青，两边沫出者，母子俱死。面青舌赤，口中沫出，母死子活。此从古贤哲相传如是，定不虚陈也。

新产生死候歌

> 欲产之脉缓滑吉，实大弦急死来侵。

池氏曰：新产气血虚损，如见缓损脉，乃脾胃气和，则为吉。实大弦急之脉，乃肝木胜脾土，木旺土衰，胃气损而死。其说亦是。愚谓凡病脉贵乎相当，血虚脉虚理也。今新产则血已虚矣，其脉如缓而且滑则吉。何也？缓则胃气存，滑则血不甚衰，故曰吉。若脉见实大弦急，则胃气衰而风火乘之，是证脉不相当矣，故曰死来侵也。

> 若得重沉小者吉，忽若牢强命不停。

陈自明曰：若产妇诊得沉重微小者，是形虚相应，故云吉兆之脉。忽然诊得坚硬牢实之脉，是脉盛形衰相反，性命不可停流而死也。

> 寸口涩疾不调死，沉细附骨不绝生，
>
> 审看此候分明记，常须念此向心经。

寸口者，十二经脉之所会也。新产而见涩疾不调，涩疾则血已衰。不调者，无复伦次，是以知其当死。若诊得其脉沉细附骨，而往来反绝，是血脉虽去，而元气尚存，正与新产之证相合，故曰生也。

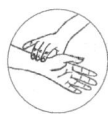

妊娠伤寒歌

伤寒头痛连百节，气急冲心溺如血，

上生斑点赤黑时，壮热不止致胎灭。

夫妊娠，大事也。伤寒，大病也。妊娠而兼伤寒，其险可知矣。巢元方曰：人体虚而为寒所伤，即成病为伤寒也。轻者啬啬恶寒，噏噏发热，微咳鼻塞，数日乃止。重者头痛体疼，憎寒壮热，久不歇，亦伤胎也。巢氏之言如此，然胎之所以伤者何也？凡胎喜凉而恶热，故安胎之药，多用寒凉，黄芩薄荷之类是也。夫伤寒为热病，今壮热不止，则胎不安，胎不安则上冲心而气急，下溺赤而如血，热毒攻于阳明，则生赤黑斑点，内外俱为热毒所伤，而胎未有不殒者矣。在知机之士，预为防护，随其证而调治之。如发斑黑色，小便如血，气喘急，胎欲落者，栀子仁汤。壮热头痛者，栀子五物汤。斑黑溺血者，升麻六物汤。发斑黑小便如血，胎欲落者，栀子升麻汤。外用伏龙肝、井底泥土方涂脐下，庶可免其殒灭之患也。

呕逆不止心烦热，腰背俱强胎痛裂，

六七日来热腹中，小便不通大便结。

《巢氏病源》曰：妊娠大小便不通，若热结膀胱，大便不通，热结小肠，小便不通，若大小肠俱为热所结，故烦满大小便不通也。凡大小便不通，则内热肠胃气逆，今变干呕也。又曰：妇人肾以系胞，妊娠而腰痛甚者，多堕胎也。洁古曰：怀妊妇人伤寒病者，须问大小便。大小便如利，知不殒胎，黄龙汤主之。薛立斋治妊娠热病头痛，呕吐烦闷，人参竹茹汤，或补遗芦根汤。六七日来，大小便秘涩，大黄饮。又时气六七日，大小便不利，消热饮。

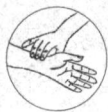

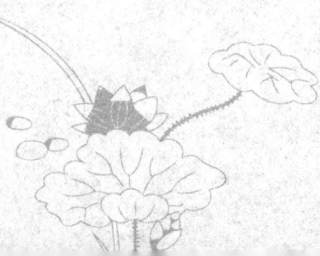

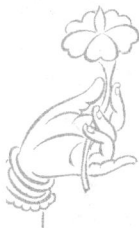

产后伤寒歌

产后因得热病临，脉细四肢暖者生，

脉大忽然肢逆冷，须知其死莫留停。

《伤寒论》阴病得阳脉者生，阳病得阴脉者死，此大法也。惟产后则不同，血虚脉亦虚，故诊得细脉，不得谓之阳病见阴脉，但四肢欲暖暖者，阳病易已也。若诊脉大，大为血虚，血虚为无阴，无阴则偏阳隆盛，身虽热而四肢逆冷，此乃空得阳脉，而阳气已绝，不得谓之阴病见阳脉也，须知死而已矣。

小儿生死候歌

小儿乳后辄呕逆，更兼脉乱无忧虑。

《巢氏病源》曰：小儿变蒸①者，以长血气也。变者上气，蒸者体热，变蒸有轻重，其轻者体热而微惊，耳冷髋亦冷，上唇头白泡起如死鱼目珠子，微汗出，近者五日而歇，远者八九日乃歇。其重者体壮热而脉乱，或汗或不汗，不欲食，食辄吐呃，无所苦也。变蒸之时，目白睛微赤，黑睛微白赤，无所苦，蒸毕自明了矣。先变五日，后蒸五日，为十日之中，热乃除。变蒸之时，不欲惊动，勿令傍边多人。变蒸或早或晚，依时如法者少也。初变之时，或热甚者，违日数不歇，审计日数，必是变蒸，服黑散。发汗热不止者，服紫双丸，小瘥便已，勿复服之。其变蒸之时，遇寒加之，则寒热交争，腹痛夭矫啼不止者，熨之则愈。变蒸与温壮伤寒相似，若非变蒸，身热耳热，髋亦热，此乃为

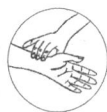

---

① 小儿变蒸：又称"变蒸"，俗称"烧长"或"生长热"，是古代医家用来解释婴幼儿生长发育规律的一种学说。

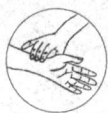

他病，可为余治。审是变蒸，不得为余治。其变日数，从初生至三十二日一变，六十四日再变，变且蒸，九十六日三变，变者丹孔出而泄也。至一百二十八日四变，变且蒸，一百六十日五变，一百九十二日六变，变且蒸。二百二十四日七变，二百五十六日八变，变且蒸。二百八十八日九变，三百二十日十变，变且蒸。积三百三十日小蒸毕，后六十四日大蒸，后百二十八日复蒸，积五百七十六日大小蒸毕也。

弦急之时被风缠。

小儿脉见弦而急，当是风气所缠，何也？弦，肝木也。肝主风，弦而且急，则为风寒之气所缠矣。一本作被风气缠。钱仲阳云：小儿之脉气不和则弦急，幼科当以钱氏为的。

脉缓即是不消乳。

小儿脉一息六七至为平，何也？盖以人身之脉，不论大小，一日一夜，皆五十周于身，得一万三千五百息，脉行八百一十丈，此其常也。但大人身量长大，故以一息四至为平，小儿身量短小，亦必尽五十荣之数，所以息则犹是，而脉之丈尺促紧，故以六七至为平也。今脉见缓，缓则小驶于迟矣。缓为脾土之脉，必脾胃虚，不能消化乳食，所以脉见迟也。《准绳》脉法：沉缓，食伤多呕吐。又曰：微缓脉，乳不化，泄泻沉缓亦同。

紧数细快亦少若。

云岐子曰：数而细快，乃小儿平脉。加之以紧，亦有些须表邪。

虚濡邪气惊风助。

小儿元阳之气充足，故脉五六至以上而有力为平。今脉虚而濡，则脾胃之气衰，而虚风乘之，乃成惊风之候。然惊有二种：曰急曰慢，急者属阳，阳动而躁疾，慢者属阴，阴静而迟缓，皆因脏腑虚而得之。虚能发热，热则生风，是以风生于肝，痰生于脾，惊出于心，热出于肝，而心亦热。以惊风痰热，合为四证，搐搦掣颤、反引窜视为八候。又急惊属阳，用药以寒。慢惊属阴，用药以温。今脉见虚濡，当是慢惊之候，治者审之。

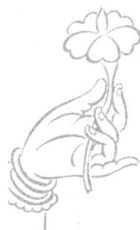

痢下宣肠急痛时。

下痢之证，里急而腹痛，其本在脾肾。其现证在手阳明大肠，大肠属庚金，今脉见浮大，浮大属丙火来克庚金，故痢下无已时也。

小儿外证一十五候歌

眼上赤脉下贯瞳人。

池氏曰：赤脉属心，瞳人属肾，乃心火胜肾水，水干则不能生木，致肾肝皆绝故也。

囟门肿起兼及作坑。

曾氏曰：囟肿皆以为热，殊不知有阴阳二证，切宜详辨。坚硬为阴，红软为阳。故《婴孩宝书》曰：寒气上冲则牢鞘[①]，热气上冲则柔软。正此之谓。若阴证以匀气散、理中汤主之，阳证用玉露饮、当归散、防风汤为治。《玉环集歌》曰：囟门肿起定为便，此候应须也不中，或若加坑如盏足，七日之间命必终。曾氏又曰：囟陷者，虚之极也。胃气虚寒，则囟陷，慢惊中有之。胃寒脾困，吐泻者为虚极，急以金液丹固真阳，及诸般救元等药治之，外贴以乌附膏。有后枕陷者，其证尤重，治法与陷囟药同。不效亦为难疗。此大虚极，百无一活耳。

鼻干黑燥。

勿听子曰：鼻乃肺之窍，黑燥而干，是为肺绝。云岐子云：火克金也。愚曰：即所谓人病鼻如烟煤者，死也。

肚大青筋。

肚胀腹大，脾虚也。肝主筋，其色青。今肚大而现青筋，是肝木克脾土也。

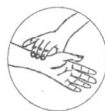

① 鞘（báo）：坚硬。

目多直视，睊不转睛。

热入于目，牵其筋脉，两眦俱紧，不能转视，故直视也。勿听子曰：睛不能转动而直视，是太阳已绝也。云岐子曰：经云，回则不转是也。

指甲黑色。

勿听子曰：爪甲，肝之荣华于外者也。肝绝则不能荫，故色现黑。愚谓肝主血，其华在爪，爪甲而现黑色，是血先死，故其色现如是。

忽作鸦声。

勿听子曰：肺主气，发声为言，肺既绝，故声如鸦叫。

虚舌退场门。

《准绳》作舒舌出口乃心绝，并壬癸日死。或曰：舌乃心之苗，心气散则出不得收。

啮齿咬人。

肾主骨，齿乃骨之余，虚则痒，实则痛。肾水虚竭，则无以荣养其齿而齿痒，故欲啮齿咬人也。《准绳》云：咬乳戛齿，此肾绝也。并戊己日死。又小儿欲生齿亦然。不在其例。

鱼口气急。

勿听子曰：口是脾之窍，气是肺所主。脾败而见鱼口，肺绝而息喘急。

啼不作声。

云岐子谓：哭而无声，是谓肺绝。据《准绳》云：肝病重啼哭无泪及病不哭下泪，乃肝绝，并庚辛日死。

蛔虫既出，必是死形。

李晞范曰：蛔虫生于脾胃之间，全赖谷气以为养，故逆出于口鼻，是胃绝也。愚谓人身之有蛔虫，犹天地间之有龙也，故蛔虫谓之人龙。夫龙何以秋冬则伏藏，而春夏则升腾也？盖以龙之性，喜煖而畏寒，秋冬则阴气在上，阳气在下，故龙乐其暖，而伏藏于九渊。春夏则阳气在上，阴气在下，故龙畏其冷，而不能安其身，故升腾而上也。夫蛔虫亦然。人身中之元阳足，则蛔乐其暖，以安其身，而无扰动之患。脏腑之阳气衰，而阴气盛，则蛔畏冷，而不能安其

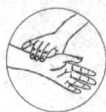

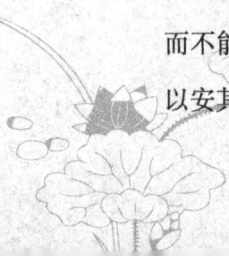

身，故逼迫而出于口鼻之上。倘仁人用心，求生于万一，切勿峻用苦寒之药，以速其亡焉可也。

用药速救，百无一生。

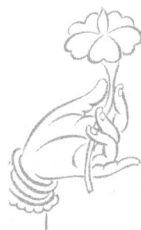

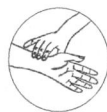